AF381374

Kreativität und Krankheit

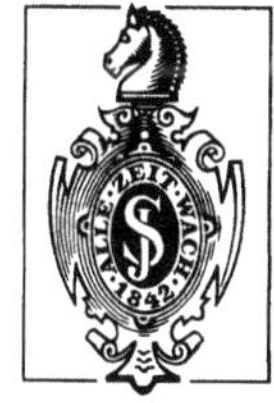

Philip Sandblom

Kreativität und Krankheit

Vom Einfluß körperlicher
und seelischer Leiden auf Literatur,
Kunst und Musik

Springer-Verlag
Berlin Heidelberg New York
London Paris Tokyo
Hong Kong

Professor Dr. Philip Sandblom
Chemin des Bluets 2
CH-1012 Lausanne

Titel der schwedischen Originalausgabe:
Skapande och Sjukdom
Bokförlaget Fingraf, ISBN-13:978-3-642-74232-3

ISBN-13:978-3-642-74232-3   e-ISBN-13:978-3-642-74231-6
DOI: 10.1007/978-3-642-74231-6

CIP-Titelaufnahme der Deutschen Bibliothek
Sandblom, Philip:
Kreativität und Krankheit: vom Einfluß körperlicher
und seelischer Leiden auf Literatur, Kunst und Musik/
Philip Sandblom. – Berlin; Heidelberg; New York; London;
Paris; Tokyo; Hong Kong: Springer, 1990
    Einheitssacht.: Skapande och sjukdom (dt.)
    ISBN-13:978-3-642-74232-3 (Berlin ...)

Dieses Werk ist urheberrechtlich geschützt. Die dadurch begründeten Rechte, insbesondere die der Übersetzung, des Nachdrucks, des Vortrags, der Entnahme von Abbildungen und Tabellen, der Funksendung, der Mikroverfilmung oder der Vervielfältigung auf anderen Wegen und der Speicherung in Datenverarbeitungsanlagen, bleiben, auch bei nur auszugsweiser Verwertung, vorbehalten. Eine Vervielfältigung dieses Werkes oder von Teilen dieses Werkes ist auch im Einzelfall nur in den Grenzen der gesetzlichen Bestimmungen des Urheberrechtsgesetzes der Bundesrepublik Deutschland vom 9. September 1965 in der Fassung vom 24. Juni 1985 zulässig. Sie ist grundsätzlich vergütungspflichtig. Zuwiderhandlungen unterliegen den Strafbestimmungen des Urheberrechtsgesetzes.

© Springer-Verlag Berlin Heidelberg 1990
Softcover reprint of the hardcover 1st edition 1990

Gesamtherstellung: Fingraf Tryckeri, Södertälje
2121/3130-543210

IV

Für Grace

Es spiegelte ihr Angesicht
Erinnrung süß und Hoffnung licht,
Und doch kein Wesen, das zu hehr
Für dieses Lebens Nahrung wär,
Für leichte Sorge, leichten Scherz,
Lob, Tadel, Liebe, Kuß und Schmerz.

Jetzt nimmt mein Auge rein und klar
Den Pulsschlag ihres Wesens wahr.
Gedankenvoll seh ich sie gehn,
Ernst nach des Lebens Ziele sehn.
Ihr Wille fest wie der Verstand,
Duldsam und streng, geschickt die Hand.
Ein Weib gemacht ohn Falsch und Hehl,
Zum Trost, zur Warnung, zum Befehl,
Und doch ein Geist so ruhig, schlicht,
Umstrahlt von einem Engelslicht.

William Wordsworth,
Sie war ein Traum von Seligkeit[72]

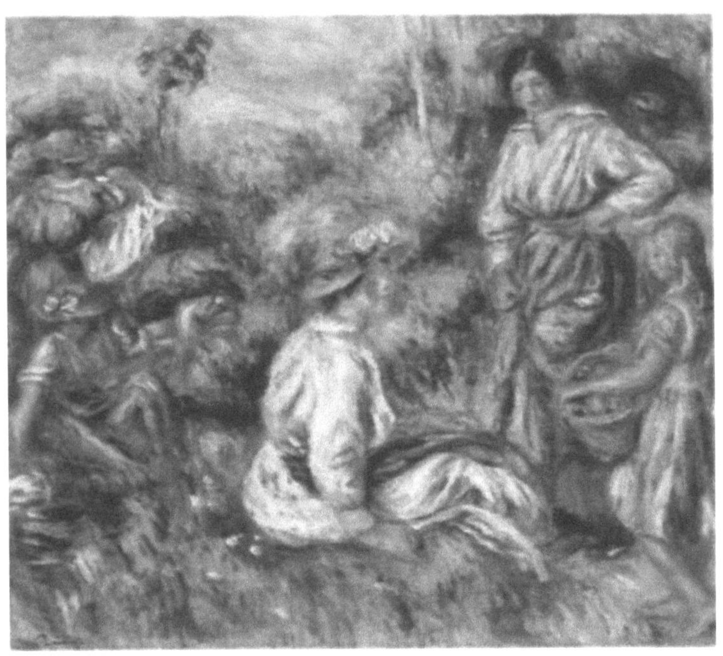

Der Wunsch und das Bestreben, der Nachwelt einen
einzigartigen und individuellen Einfall oder
Gedankengang zu übermitteln, hat manchem
bedeutendem Künstler geholfen, seine Arbeit ungeachtet
schwerer Krankheit fortzusetzen. Renoir litt an einem
quälenden altersbedingten Rheuma, das ihn zwang, auf
der Innenseite seiner rechten Hand ein Wattepolster
anzubringen, so daß er den Pinsel – wie hier auf seinem
Selbstportrait zu sehen – zwischen Daumen und
Ringfinger halten konnte; dennoch malte er Bilder voll
jugendlichen Frohsinns. Matisse war sein Zeuge: „Was
für ein langes Martyrium – seine Fingergelenke waren
durchweg geschwollen und verkrüppelt. – Und trotzdem
hat er mit ihnen seine besten Bilder gemalt! – Während
sein Körper verfiel, schien seine Seele mehr und mehr zu
erstarken, und so drückte er sich mit zunehmender
Leichtigkeit aus.''

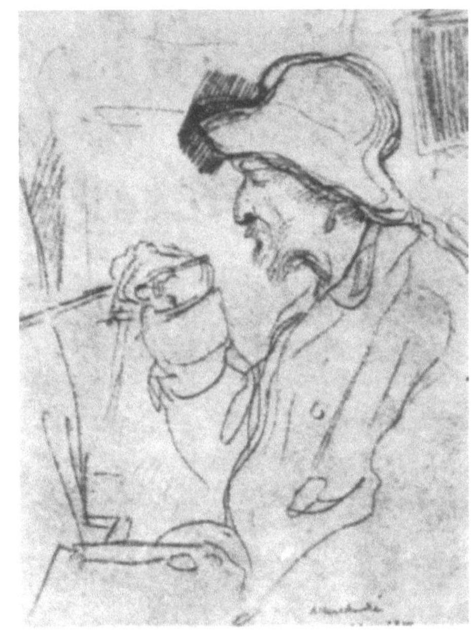

VI

Geleitwort

1970 war für das Nationalmuseum in Stockholm ein
denkwürdiges Jahr. Da übergaben nämlich Grace und
Philip Sandblom dem Museum die vornehmsten Stücke
ihrer mit so feinem Gespür für Qualität ausgesuchten
Sammlung französischer Malerei des 19. und 20. Jahrhunderts – Werke von Meistern wie Delacroix, Courbet,
Cézanne, Seurat und Picasso – sowie, nicht minder willkommen, Ernst Josephsons ergreifendes Portrait seines
Onkels Ludvig. Die Wahl der überreichten Bilder war
keineswegs zufällig, denn die meisten von ihnen hatten
die Sandbloms schon von Anfang an in der Absicht er-
worben, Lücken in den Beständen des Museums zu füllen.
Aus der Sicht seines Direktors ein wahrhaft ideales
Sammlerpaar!

Es ist ein spannendes Vergnügen, sich unter der An-
leitung von Philip Sandblom in dem vorliegenden Band
demonstrieren zu lassen, was – sei es nun zu ihrem Vorteil, sei es auch zu ihrem Nachteil – Kunst und Krankheit
miteinander verbindet. In seiner doppelten Eigenschaft
als Connaisseur und Chirurg – in beiden Fällen dient ihm
das Auge als wichtigstes Instrument – ist der Autor auf
glückliche Weise berufen, jenem Gegenstand gerecht zu
werden, der wie in einem Kaleidoskop mal in der Malerei,
mal in der Musik oder in der Literatur zu beobachten ist.
Überdies wird deutlich, daß der Text von einem Mann
geschrieben wurde, der viel gesehen und gehört und viel
gelesen hat und der nicht zuletzt auch viel nachgedacht

hat über die mit seinem Thema zusammenhängenden Probleme. Gottlob unbelastet von falscher Sentimentalität war der Autor in der Lage, die Einsicht in diese Probleme mit einer lebendigen Darstellung zu verknüpfen. Hat man einmal angefangen, sich in sein Buch zu vertiefen, dann möchte man es erst beiseitelegen, wenn man es ausgelesen hat.

Carl Nordenfalk

Danksagung

Für das Zustandekommen der deutschen Ausgabe meines Buches *Skapande och sjukdom* habe ich zunächst Herrn Dr. Dr. h.c. mult. Heinz Götze mit seinem bestens ausgewiesenen Interesse für die geistesgeschichtlichen Aspekte der Medizin zu danken. Mein alter Freund, Professor Dr. Fritz Linder in Heidelberg, der die Entstehung des Buches gleichfalls verfolgte, hat den Verlag lebhaft dazu ermuntert, das Risiko einer Publikation auf sich zu nehmen.

Im Laufe meiner nunmehr ein Dritteljahrhundert währenden Beschäftigung mit dem hier behandelten Thema habe ich viele nützliche Ratschläge erhalten. Verbunden bin ich deshalb namentlich den Professoren Ingmar Bengtsson in Uppsala, Staffan Björck in Lund und Kaj Johansen in Seattle. Wichtige Hinweise hat der Verfasser darüber hinaus unter anderem bei der Lektüre der Arbeiten von Ernst Kern, George Pickering, Anthony Storr, Hermann Weigand und Stanley Weintraub erhalten.

Schließlich danke ich Bernhard Lewerich, Dr. Ute Heilmann, Ilse Wittig und dem Springer-Verlag für ihr Engagement bei der Herstellung dieses Buches.

Philip Sandblom

Inhaltsverzeichnis

Einleitung

Per varios usus artem experientia fecit.

Manilius

„Bei den meisten Dichtern ist die Poesie nur ein fortlaufender Kommentar zu ihrem jeweiligen Leben, eine Übertragung ihres prosaischen Schicksals in Verse." Als der schwedische Romantiker Esaias Tegnér[60] diesen Gedanken niederschrieb, hätte er ihn genauso gut auf die Künstler schlechthin beziehen können, denn Kunst ist allemal auf Erfahrung gegründet – aus nichts kann man nichts schaffen. Das ist zwar eine Selbstverständlichkeit, erscheint indessen immer noch der Rede wert und wird daher oft genug wiederholt und von neuem überdacht. Anton Čechov räumte bescheiden ein: „Hätte mir am Anfang meiner literarischen Laufbahn nur meine Phantasie zur Verfügung gestanden, hätte ich verzichten müssen." Jetzt freilich konnte er sich sowohl seine medizinische Ausbildung als auch seine Tuberkulose zunutze machen (vgl. unten S. 144).

Henri Matisse erläutert, wie „der Künstler arbeitet, indem er beobachtet und daraufhin die äußere Wirklichkeit in sich aufnimmt, bis schließlich das, was er darstellen will, gleichsam ein Teil seiner selbst geworden ist, so daß er es auf der Leinwand wie eine originäre persönliche Schöpfung wiedergeben kann"[42]. Gustav Mahler schließlich bemerkt, daß gestaltende Kunst und eigenes Erleben immerfort eins sind; gleichzeitig macht er einen Vorbehalt geltend, den auch der Hörer seiner sinnlichen Musik empfindet: „Ein Rest Mysterium bleibt immer – selbst für den Schöpfer!" Den Schritt hinüber beschreibt er als

„die stetig sich steigernde Artikulation der Empfindung
... vom dumpfen starren, bloß elementaren Sein (der Na-
turgewalten) bis zum zarten Gebilde des menschlichen
Herzens, welches wiederum über dieses hinaus (zu Gott)
weist und reicht."

Wenn man die These von verschiedenen Seiten be-
leuchtet und auf ihre Gültigkeit überprüft, fragt man sich
im Hinblick auf die abstrakte Kunst: Was kann sie anderes
sein als Ausfluß schierer Spekulation? Zum Glück hat Piet
Mondrian, einer der führenden Vertreter dieser Richtung,
umgehend eine Antwort parat, auch wenn sie vielleicht
nicht jedermann befriedigt. Zwar sagt er, daß „die Linien
und Farben und ihr Verhältnis zueinander das gesamte
Register der Gefühle und Gedanken inwendig bei uns
zum Schwingen bringen müssen", doch dann betont er,
daß „alles, was der nichtgegenständliche Künstler von außen her mitbekommt, nicht nur für ihn nützlich, sondern
geradezu unentbehrlich ist, weil es das Verlangen in ihm
weckt, umzusetzen, was er lediglich vage fühlt und was er
ohne den Kontakt mit der sichtbaren Wirklichkeit und
der ihn umgebenden Welt niemals konkret darstellen
könnte"[43] (Abb. 1).

In der realistischen Kunst ist der Zusammenhang zwischen Kreatitivät und Erfahrung leichter zu erkennen –
bei Frida Kahlo, der mexikanischen surrealistischen Ma-
lerin, der Frau von Diego Rivera, ist er mit Händen zu
greifen. „Ich male meine eigene Wirklichkeit", hat sie gesagt, und das war ein fürwahr bedrückendes Sujet, denn
ihre Wirklichkeit war voller Tränen, Blut und Schmerzen.
„Was Operationen betrifft, da bin ich führend," dies war
keine Übertreibung, denn sie mußte nicht weniger als 32
über sich ergehen lassen. Ein berühmter amerikanischer
Chirurg, der ihr Arzt und bald auch enger Freund war,[27]
stellte fest, daß sie eine angeborene Deformation des
Rückgrats hatte, eine Spina bifida, die zu einer fortschrei-

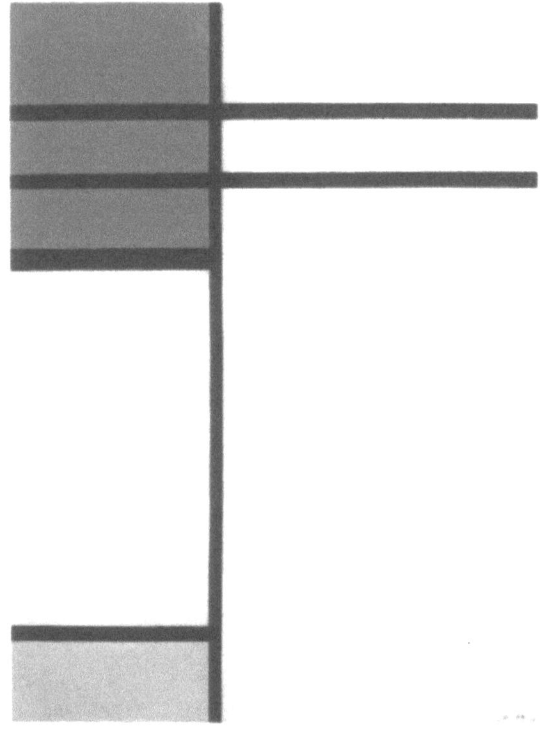

tenden Bildung von Geschwüren an Beinen und Füßen
führte. Wie man es oft bei Menschen mit angeborenen
Mißbildungen erlebt, machte Frida Kahlo äußere Um-
stände verantwortlich – wozu sie allerdings auch gute
Gründe hatte: nicht genug damit, daß sie als Kind an Po-
lio erkrankt war und das rechte Bein immer noch ge-
schwächt war, hatte sie im Alter von 18 Jahren obendrein
einen schweren Verkehrsunfall. Ihre Wirbelsäule, ihr
Becken und ein Fuß waren gebrochen, nicht jedoch ihre
Willenskraft. „Ich male, weil ich malen muß", erklärte sie
und stellte ihre Leiden in einer Reihe von erschütternden
Selbstportraits dar. Auf einem von ihnen (Abb. 2) weint
sie vor Schmerzen, die durch Nägel symbolisiert werden,

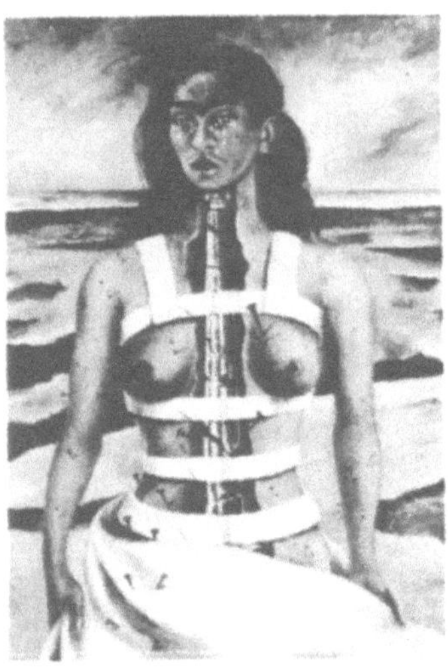

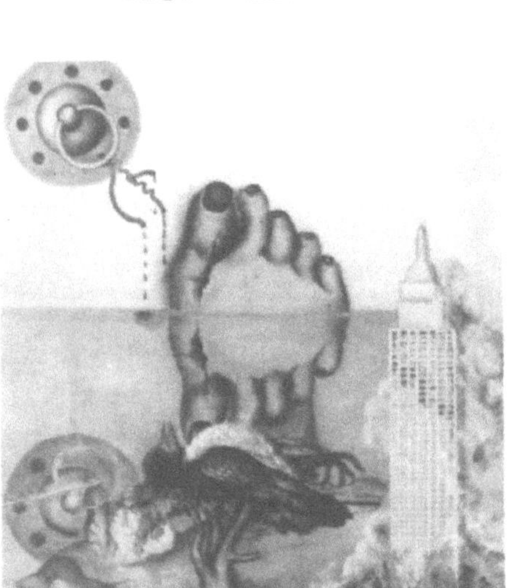

welche ihr ins Fleisch getrieben sind. Das zertrümmerte
Rückgrat, dem sie die Schuld an ihrem Elend gibt, malt
sie als rissige Säule. Auf einem anderen Bildnis hingegen
(Abb. 3), auf dem sie in der Badewanne liegt, derweil ihre
Füße aus dem Wasser schauen, enthüllt sie sich sozusagen

4

doppelt: die Wunden, die wir zwischen ihren Zehen erkennen können, zeigen die typischen Merkmale ihrer
Mißbildung und damit vermutlich auch die wesentliche
Ursache ihrer Krankheit. Auf wieder einem anderen,
grauenhaften Gemälde ist es, als wollte sie an unser Mitleid appellieren, indem sie ihre Röcke schürzt, um uns eine klaffende Wunde an ihrem Oberschenkel zu zeigen.
Auf diese Weise verwandelte Frida Kahlo ihren Schmerz
schonungslos – wenngleich auch durch Humor und
Phantasie gemildert – in Kunst.[27] Mit dem Fortschreiten
ihrer Krankheit aber war auch die Kunst bald keine Hilfe
mehr, ihre Leiden zu ertragen. Frida wurde immer mehr
von Schmerzmitteln abhängig, unter deren Einfluß jedoch ihre Persönlichkeit verfiel und ihre Arbeit verflachte
– das Kolorit ihrer Bilder wurde greller und die ganze
Pinselführung grober. Am Ende mußte man ihr ein Bein
amputieren. Die Operation hinterließ ein schweres psy-
chisches Trauma, dem sie auf verschiedenen Gemälden
Ausdruck verliehen hat. Doch ihre Elend währte jetzt
nicht mehr lange: sie ist nach kurzer Zeit – vermutlich
freiwillig – aus dem Leben geschieden.

Frida Kahlo ist ein überzeugendes Beispiel dafür, daß
eine schwere Erkrankung Erfahrungen mit sich bringt,
die sowohl unser Leben als auch unser Werk entscheidend
beeinflussen können. Man mag sich an vieles gewöhnen,
an den Schmerz aber niemals, der ist immer da.

Die Auswirkung von Krankheit auf die künstlerische
Kreativität müßte für die Ärzte mit dem ihnen eigenen
Einblick in das Wesen der Krankheit besonders offen-
sichtlich sein. Es gibt keine zwei Menschen auf der Welt,
die ihre Umgebung oder ein Kunstwerk mit denselben
Augen sehen, denn unsere Aufmerksamkeit richtet sich
namentlich auf das, womit wir besonders vertraut sind.

So könnte ich mir vorstellen, daß nur ein Fachkollege
jenen Schreck des armen und unerfahrenen Dr. Bovary

voll und ganz nachfühlen kann, den dieser bekam, als er
sich dazu hinreißen ließ, eine neuartige Methode zur Behandlung des Klumpfußes auszuprobieren, indem er das
betreffende Bein nach der Operation in ein Streckgerät
zwängte: es dauerte nicht lange, da mußte er feststellen,
daß das Bein bis obenhin schwärzlichblau angelaufen und
angeschwollen war – untrügliches Anzeichen für einen
sich allmählich ausbreitenden Wundbrand. Flaubert
schreibt: „Bovary war selber ganz krank davon. Er kam
alle Augenblicke zu jeder Tages- und Nachtzeit." Wir,
seine Berufsgenossen erkennen den Selbstvorwurf des
Arztes: „Wenn der Kranke später zufällig starb, dann war
doch er sein Mörder!"

Unsere Wahrnehmung eines Kunstwerks – wie überhaupt alles dessen, was um uns herum geschieht – ist
demnach in hohem Maße abhängig von unseren Erfahrungen und Kenntnissen.

Der Zusammenhang von Kreativität und Krankheit

In Anbetracht meiner medizinischen Erfahrung und meiner langjährigen Beschäftigung mit der Kunst in ihren mannigfachen Erscheinungsformen, war es nur natürlich, daß auch die Krankheiten von Künstlern meine Aufmerksamkeit erregten. Dabei konnte ich häufig feststellen, wie sehr diese Krankheiten das künstlerische Schaffen beeinflußt hatten. Deshalb teile ich keineswegs die Ansicht jenes Arztes, der die Bedeutung von Krankheiten für das Künstlertum bagatellisiert – „da man dabei über Spekulationen nicht hinauskommt" – und statt dessen die Ansicht vertritt, daß alltägliche Ereignisse oder Beiläufigkeiten dieselbe oder gar eine noch größere Rolle spielen[22].

Nein, es gibt im Gegenteil viele Hinweise darauf, daß zwischen Kunst und Krankheit eine enge Verbindung besteht. Bilder von Tuberkulosepatienten, die diese im Zuge einer Art von Beschäftigungstherapie gemalt hatten, spiegelten zum Beispiel in verblüffender Eindeutigkeit den jeweiligen Krankheitsverlauf wider[36]. „Die Aufregung und Niedergeschlagenheit vor einem Blutsturz oder einer Operation, die Sorge und Mutlosigkeit danach und die Freude und Erleichterung bei der Genesung – alle diese Reaktionen fanden auf den Bildern der Patienten ihren Niederschlag, als wären es Aufzeichnungen in einer Krankengeschichte."

Ein Studium des Zusammenhangs der Leiden einerseits und der Werke von Künstlern, die ernsthaft krank gewesen waren, andererseits kann unser Verständnis ihrer

Kunst nur vertiefen. Jedenfalls vermag ich unmöglich der Auffassung von Kritikern zu folgen, die behaupten, lediglich das fertige Kunstwerk könne für uns von Belang sein, wogegen der persöhnliche Hintergrund des Urhebers nebensächlich und trivial sei.

Wenige haben es versucht, und kaum einem ist es gelungen, sich an die Mahnung Flauberts zu halten, der gesagt hat, daß „der Künstler die Nachwelt glauben machen muß, es habe ihn niemals gegeben". Seine Auskunft: „Madame Bovary, das bin ich", macht uns nur um so neugieriger auf seine eigene Person.

Es besteht ein direkter Zusammenhang zwischen den diversen Kunstarten, und zwar sowohl was ihre Form als auch was ihren Inhalt betrifft. In einem berühmten Aufsatz spricht Lessing über die Grenzen der bildenden Kunst und der Poesie. Er wirkt ein wenig schulmeisterlich, wenn er unterscheidet: „Es bleibt dabei: die Zeitfolge ist das Gebiet des Dichters, so wie der Raum das Gebiet des Malers. Entfernte Zeitpunkte in ein und eben dasselbe Gemälde bringen, so wie Tizian die ganze Geschichte des verlorenen Sohnes, sein liederliches Leben, sein Elend und seine Reue, heißt ein Eingriff des Malers in das Gebiet des Dichters, den der gute Geschmack nie billigen wird."

Die Entwicklung der Kunstarten läuft nicht selten parallel – und das ist auch nur zu verständlich, da sie jede für sich Ausdruck der allgemeinen Kulturentwicklung sind. Dennoch ist die Übereinstimmung zu keiner Zeit total: mal nähert sich die bildende Kunst mehr der Literatur (wobei sie regelrecht Züge des politischen Pamphlets annehmen kann), ein andermal schließt sie sich der Musik mit ihrer abstrakten Erscheinungsform an[58]. Es mag ein gewisses Licht auf die unterschiedlichen Ausdrucksmöglichkeiten durch Malen bzw. Schreiben werfen, wenn man weiß, daß etwa August Strindberg, wenn er verstimmt

8

und zu unruhig zum Schreiben war, zum Pinsel griff, um
damit seine gepeinigten Gefühle auszudrücken (Abb.4).
Die Musik ist inniger mit dem Seelenleben verbunden
und hat einen lockereren Kontakt zu den äußeren Verhältnissen als die übrigen Kunstarten. Obendrein verfügt
sie über die ungewöhnliche Eigenschaft, innere Spannungen lösen und dadurch ein Sauls-Gemüt zerstreuen zu
können. Mehr als jede andere Kunst findet sie ihren Weg
in die Tiefen unserer Gefühle, in die Höhen unserer Ver-
zückung. Die Gleichheit im Ausdruck der ungleichen
Künste macht es zuweilen möglich, unser Verständnis für
ein spezielles Werk dadurch zu vergrößern, daß wir es mit
einer korrespondierenden Arbeit in einer anderen Kunst-
gattung konfrontieren.

In den vielen Jahren meiner Strafzüge durch die verschiedenen Gebiete der Kunst habe ich Beispiele von
Schriftstellern, bildenden Künstlern und Komponisten
gesammelt, in deren Œuvre ich deutliche Zusammen-
hänge zwischen Kunst und Krankheit entdeckt hatte. Ohne einen anderen Leitfaden als die flüchtigen Spuren, die
ein Mensch auf seiner Erdenwanderung hinterläßt, kann
es allerdings schwierig sein, zu bestimmen, woran eine
historische Persönlichkeit erkrankt war. Einem erfahre-
nen Mediziner indessen liefert schon die Krankheitsgeschichte feste Anhaltspunkte, und in der Mehrzahl der
hier vorgeführten Fälle dürfte die Diagnose recht zuver-
lässig sein.

Ich habe nicht den Versuch unternommen, ein kom-
plettes Verzeichnis der menschlichen Leiden in der Kunst
aufzustellen – das wäre auch unmöglich gewesen – , sondern mich auf eine Collage aus Fragmenten verschiedener
Herkunft beschränkt: eine subjektive „rhapsody in black"
mit den lichten Interludien der Seelenstärke und Schaffensfreude großer Geister. Ich erhebe demzufolge keinen
Anspruch darauf, eine statistisch abgesicherte Beweisfüh-

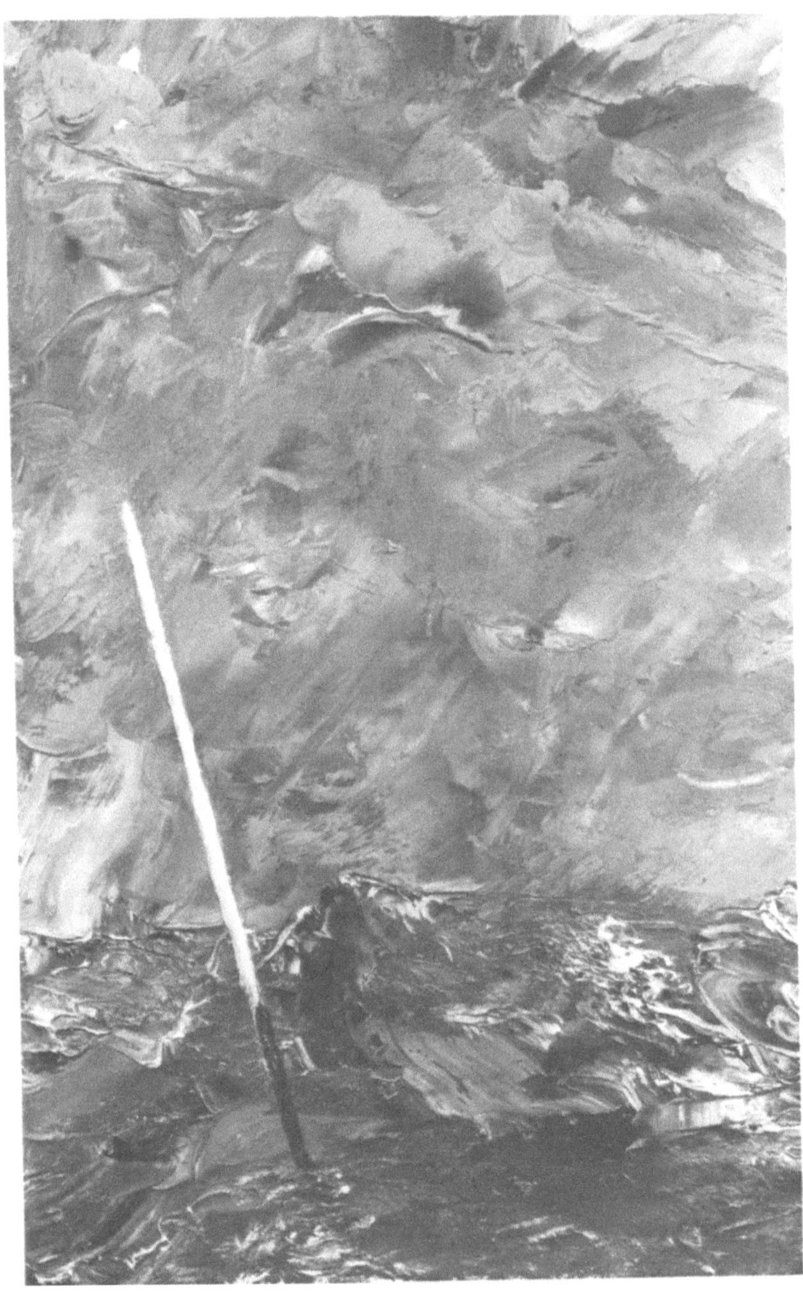

Abb. 4. A. Strindberg, *Markierungsboje im Sturm*. Wenn der Autor seinen aufgewühlten Gefühlen ungehindert Ausdruck geben wollte, dann ging er zur Malerei über

rung vorzulegen – das hätte, wie mich ein namhafter Physiker einmal belehrt hat, zum Zweck des Vergleichs zwei Kontrolldurchgänge erfordert; der eine hätte die kranken Künstler erfaßt, die scheinbar gesunde Werke geschaffen hatten, der andere gesunde Künstler, die Werke geschaffen hatten, deren Ursprung man eigentlich für krank halten müßte. In Ermangelung einer solchen zwiefachen Erhebung begnüge ich mich damit, meine Gedanken nach Humanistenart vorzutragen, nämlich als „Überzeugung, die auf persönlicher Erfahrung beruht". Die „beiden Kulturen" sind nach wie vor glücklich voneinander geschieden.

Ich glaube, daß eine solche Untersuchung auch dann noch ihren Wert hätte, wenn man sich der Meinung G.B. Shaws anschließen würde, wonach Krankheit uninteressant ist: „Man sollte sich darauf verständigen, sie mit Schweigen zu übergehen". John Updike stimmt dem zu und sagt, daß es Aspekte des menschlichen Lebens gibt, die für den Leser nicht interessant gemacht werden können: „Krankheit und Schmerzen zum Beispiel sind von zentraler Bedeutung für den, der daran leidet – doch ihre Schilderung erzeugt bei uns schon nach den ersten Zeilen nichts als Langeweile." Er ist drauf und dran, uns von der Richtigkeit seiner Ansicht zu überzeugen, indem er zu einer ausführlichen Beschreibung seiner Hauterkrankung, einer Psoriasis, ausholt – hält dann aber unsere amüsierte Aufmerksamkeit unversehens doch wach, wenn er beschreibt, wie diese „fremde Wesenheit sich in unseren Körper einnistet und ihn aus der heiteren Schar unserer gesunden Mitmenschen ausgrenzt". Es ist durchaus möglich, daß uns durch seine Krankheit ein großer Autor erhalten geblieben ist. Denn John Updike sah sich außerstande, einer Tätigkeit nachzugehen, die seine persönliche Präsenz erfordert hätte. Deshalb blieb er „ein Arbeiter der Tinte, der sich verstecken und seine stellvertretende Ge-

genwärtigkeit vorschieben kann". Es ist ergötzlich zu
verfolgen, wie die beiden Autoren ihre Meinung änder-
ten, als sie selbst ernstlich krank wurden. Shaw entwik-
kelte ein nachgerade fanatisches Interesse für seinen Knochenfraß (s.S. 132), und John Updike verfaßte einen un-
terhaltsamen Bericht über seine Blinddarmoperation[64].

Eine eher zynische Ansicht vertrat Nietzsche, der bemerkte, daß ein schadenfrohes Interesse für das Unheil
der anderen ein hervorstechendes Element der menschlichen Natur sei. Dagegen findet man eine einfühlsamere
Einschätzung in Goethes Wort: „Uns lehrt eigener
Schmerz, der anderen Schmerzen zu teilen." Erst durch
eigenen Schmerz und durch eigenes Leid können wir uns
mit Kranken identifizieren; daß es Grund zur Freude gibt,
kann gelegentlich kaum nachvollziehbar sein – Schmerz
hingegen verstehen wir sofort, wenn auch nicht in seinem
ganzen Ausmaß.

Der Sinn menschlichen Leidens ist selten mit größerer
Tiefe behandelt worden als im Buch Hiob. „Denn es ist
seinesgleichen nicht im Lande, schlecht und recht, gottesfürchtig und meidet das Böse." Dennoch nahm ihm der
Herr seine Familie und sein ganzes Hab und Gut „und
schlug Hiob mit bösen Schwären von der Fußsohle an bis
auf seinen Scheitel". Und Hiob sprach: „Des Nachts wird
mein Gebein durchbohrt allenthalben; und die mich na-
gen, legen sich nicht schlafen." Den Tag verfluchend, an
dem er geboren war, stellte sich Hiob in seiner Verzweiflung die alte, die ewige Frage, warum die Menschen soviel
leiden müssen: „Warum gibt er dem Elenden Licht und
Leben dem Seelenbetrübten?"

Seine Freunde vermuteten, nach guter Freunde Art,
daß es sich hier um eine Strafe Gottes handle, und nahmen
an, er hätte gesündigt. Doch Hiob, der sich keiner Schuld
bewußt war, empörte sich über die Ungerechtigkeit und

darüber, daß er keine Antwort auf seine Frage bekam: „O
hätte ich einen, der mich anhört! Siehe, meine Unter-
schrift – der Allmächtige antworte mir!"

In der ursprünglichen strafferen und überzeugende-
ren Version des Buches bleibt Hiob bei seinem himmel-
stürmenden Aufbegehren und weigert sich, sein Schicksal
zu akzeptieren. In späterer Zeit jedoch hat das Buch Hiob
einen gefälligeren Zusatz bekommen. Darin wird ausgeführt, daß Leiden nicht unbedingt eine Strafe sein muß, es
kann auch eine Läuterung und ein Ansporn zur Demut
sein, welche ihrerseits die Voraussetzung zur Erhebung
der Seele bildet. „Aber den Elenden wird er in seinem
Elend erretten und dem Armen das Ohr öffnen in der
Trübsal." Daraufhin ergibt sich Hiob in sein Schicksal:
„Ich hatte von dir mit den Ohren gehört; aber nun hat
mein Auge dich gesehen. Darum spreche ich mich schul-
dig und tue Buße in Staub und Asche."

In diesem ebenso glücklichen wie unglaubwürdigen
Schluß wird Hiob für seine Unterwerfung belohnt – und
zwar nicht nur mit Abhilfe seiner Qualen: er erhält auch
sein Hab und Gut zwiefältig zurück und zu allem Über-
fluß sogar noch eine neue Familie: „und wurden nicht so
schöne Weiber gefunden in aller Landen wie die Töchter
Hiobs."

Als einer der ersten in einer langen Tradition erlebt
Hiob, daß Leiden auch Einfluß auf unsere Ausdruckswei-
se hat: „Meine Harfe ist eine Klage geworden und meine
Flöte ein Weinen."

Die gleiche Ergebenheit in sein Los finden wir in der
Renaissance bei dem genialen Blaise Pascal[30], der Krank-
heit und Gesundheit, Fluch und Segen vorbehaltlos als
Gaben Gottes guthieß. Zumindest mit Krankheit wurde
er überreichlich bedacht, und so ist sein Wirken und sein
Werk ein andauernder Sieg des Geistes über die Martern

des Fleisches. Seit seinem 18. Lebensjahr war er an keinem
Tag ohne Kopf- und Bauchschmerzen. Vermutlich litt er
en einer Darmtuberkulose und gleichzeitig an Migräne.
Der brillante Wissenschaftler, bahnbrechende Mathemati-
ker und Physiker war gottesfürchtig und von der Überzeugung geleitet, daß die menschliche Vernuft allein nicht
ausreicht, die Fragen des Daseins zu lösen. Seinen Glauben und seine Zweifel behandelte er in seinen berühmten
Pensées. Darin zeigt er uns, wie starke Religiosität dem
Menschen eine Hilfe sein kann: nicht nur um Leiden mit
Gleichmut und Würde zu ertragen, sondern auch um es
mit Dankbarkeit und Zuversicht anzunehmen. „Voll
Freude empfange ich das Gute, das mir zu schenken Ihm
gefiel, gleichwie das Übel, welches Er zu meinem Besten
mir gesandt und das Er mich zu ertragen gelehrt hat nach
seinem Vorbild." Seine Dankbarkeit schließt freilich einen natürlichen Pessimismus nicht aus: „Man sollte tun-
lichst lernen, seinen Vorteil eher aus dem Unheil zu ziehen, dieweil es so verbreitet ist, denn aus dem Heil, welches uns so selten widerfährt."

Mit Worten, die an die Reden Hiobs erinnern, vermittelt uns Pascal seine Auffassung in der *Bitte um Unterwei-
sung, wie man den vorzüglichsten Nutzen aus Krankheiten ziehen
kann:* "Du bist der Allmächtige, verfahre mit mir, gleichwie es Dir beliebt. Gib oder nimm, indes: forme meinen
Willen nach dem Deinen. In demütiger Unterwerfung
harre ich Deiner Befehle. – Ich für meinen Teil weiß nicht,
was mir am ersprießlichsten ist, Gesundheit oder Krankheit, Glück oder Not. – Nur Du allein, Du weißt, was für
mich geraten ist."

Pascals Überzeugung, daß Krankheiten sinnlos sind,
sofern man nicht darauf vertraut, daß sie uns von einem
Himmlischen Vater beschieden sind, war ein Vorzeichen
der Aufklärung, als der Mensch mit Ernst begann, „zu
wissen zu wagen", und mehr und mehr Menschen in ih-

rem Glauben nachließen und aufhörten, an einen verborgenen Sinn zu glauben oder nicht einmal mehr darauf zu hoffen. Der Gedanke an ein unendliches Universum erfüllte Pascal noch mit Entsetzen. Das Leiden wurde aus seiner religiösen Verankerung gerissen: Krankheit und Tod erschienen auf einmal als naturgemäße Prozesse, und so sah man in rationalen medizinischen Maßnahmen das beste Mittel, um – nach den Worten Descartes – „die Gesundheit zu verbessern, das Leben zu verlängern und die Beschwerden des Alters zu verbannen".

Seit der Antike hat man künstlerische Kreativität mit körperlichen Gebresten in Verbindung gebracht – die Vorstellung von übermenschlichen Fähigkeiten ist unlöslich mit Leiden verquickt[9].

In der griechischen Mythologie finden wir unter den Begleitern des Odysseus den unvergleichlichen Bogenschützen Philoktet: nachdem er von einer Schlange gebissen worden war, begann seine Wunde zu eitern und entwickelte einen so grauenhaften Gestank, daß es seine Gefährten nicht weiter in seiner Nähe aushalten konnten; deshalb ließen sie Philoktet auf einer einsamen Insel zurück. Nach Sophokles sagt er: „Ich wäre längst erinnerungs- und sorglos wie ein Tier, wär' nicht die Wunde. ... Wenn der Schmerz mich faßt, da weiß ich, daß ich Mensch bin." In der Version André Gides fügt er hinzu: „Ich drücke mich besser aus, seitdem ich nicht mehr zu Menschen rede! ... Ich habe mich auch damit beschäftigt, mir meine Schmerzen zu erzählen, und wenn der Satz mir schön gelang, dann empfand ich auch Trost; ja, manchmal vergaß ich meine Trauer, ich vergaß sie, indem ich sie aussprach."

Die Auffassung, daß dem Künstler Kraft aus körperlicher Drangsal erwächst – daß ihn seine Wunde von der Menge separiert – , wird allgemein bejaht, lediglich die

englischen Romantiker sehen das anders. Sowohl Wordsworth wie auch Coleridge behaupten, daß Poesie Wohlbe-
finden und gute Gesundheit voraussetzt. Wir haben hier
eine nationale Eigenart vor uns – die deutsche romantische Schule etwa fand das Leiden faszinierend und hielt es
für eine Grundbedingung des künstlerischen Schaffens[67].
Diese Vorstellung deutet sich bereits bei Goethe in *Wil-
helm Meisters Lehrjahre* an: „Mit dem Anfange des achten
Jahres bekam ich einen Blutsturz, und in dem Augenblick
war meine Seele ganz Empfindung und Gedächtnis.''
Friedrich Schlegel berichtet, was er während einer lebens-
bedrohenden Erkrankung verspürt hat: „Ich fühlte, ihr
geheimnisreiches Leben sei voller und tiefer als die gemei-
ne Gesundheit der eigentlich träumenden Nachtwandler
um mich her.'' Hölderlin bekannte sich zum heroischen
Glauben an die Heiligkeit und die uns adelnde Kraft des
Schmerzes, und Novalis, der Dichter des Totenreichs, der
im Alter von 28 Jahren der Tuberkulose erlag, fragte nach
einer mystischen Interdependenz: „Könnte Krankheit
nicht ein Mittel höherer Synthesis sein? ... Unsere Krankheiten sind alle Phänomene einer erhöhten Sensation, die
in höhere Kräfte übergehen will'' (vgl. Rilke, S. 162). Wie
Pascal versuchte er, sie zu seinem Vorteil einzusetzen:
„Krankheiten sind gewiß ein höchst wichtiger Gegenstand der Menschheit, da ihrer so unzählige sind und jeder
Mensch so viel mit ihnen zu kämpfen hat. Noch kennen
wir nur sehr unvollkommen die Kunst, sie zu benutzen.''
Seine bemerkenswerte, an Masochismus grenzende Beob-
achtung: „Je fürchterlicher der Schmerz, desto höher die
darin verborgene Lust'', erinnert an Nietzsches Erfahrung: „Nie habe ich so viel Glück an mir gehabt, als in den
kränksten und schmerzhaftesten Zeiten meines Lebens....'' Er begrüßte das Leiden als Ansporn seiner
Kreativität. Die meisten von uns dürften es freilich – mit
Goethe – vorziehen, das Leiden hinter sich zu haben:

„Die Erinnerung überstandener Schmerzen ist Vergnügen...."

Derartige Überlegungen erreichen ihren Höhepunkt
in Schopenhauers *Parerga und Paralipomena*, die einen
durch ihren unverhohlenen Pessimismus in Bann schlagen[54]. Seiner Natur gemäß sah Schopenhauer im Schmerz
einen positiven Wert – einen Wert, der in der Heftigkeit
liegt, mit der sich Schmerzen äußern. Dem Wohlergehen
auf der anderen Seite maß er einen negativen Wert bei – es
war schlichtweg öd und fad. (Ich habe festgestellt, daß
meine Patienten Schwierigkeiten haben, dieses Argument
nachzuvollziehen.) Er bemerkt, daß wir den Schmerz „in
der Regel" weitaus intensiver spüren, als wir vorweg be-
fürchtet haben, während wir unsere Freude tief unter „unsere Erwartung finden". Er empfiehlt einem jeden, der
der Ansicht ist, daß Lust eine stärkere Empfindung hervorruft als Schmerz, die Gefühle eines Raubtiers, das gerade damit beschäftigt ist, seine Beute zu zerreißen, mit
den Gefühlen seines Opfers zu vergleichen. Schließlich
führt Schopenhauer aus, daß der Mensch das Leiden
braucht, um auf seiner Bahn zu bleiben – genauso wie ein
Schiff seinen Ballast benötigt.

Edvard Munch verwendet eine ähnliche Metapher:
„Ohne Krankheit und Angst wäre ich wie ein Boot ohne
Ruder gewesen." Und in der Tat war Angst in vielfacher
Hinsicht ein Steuer seiner Arbeit. Bisweilen nimmt sie
gänzlich überhand wie in dem berühmten Holzschnitt *Der
Schrei* (vgl. Abb.26).

Schmerz ist überdies in Tönen dargestellt worden. Als
er noch ein junger Mann war, berichtet Gustav Mahler,
war der Schmerz sein einziger Trost; und wirklich hören
wir ja in seiner Musik so manchen klagenden Ton
(Abb.5). Dennoch kam er schließlich zu der Einsicht, daß
der Endzweck der Kunst die Befreiung vom Leiden und
die Verleihung einer höheren Form von Unabhängigkeit
ist.

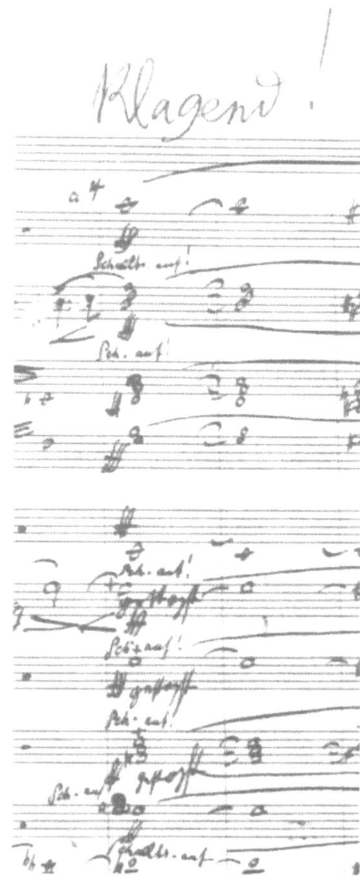

*Abb. 5. G. Mahler, Symphonie Nr.5,
erster Satz. Der Komponist klagt*

Beenden wir diesen Abschnitt mit lyrischen Klängen und vernehmen wir, wie diese Gedanken zwei Dichterinnen ausgedrückt haben; zunächst die jüngste und zarteste der Schwestern Brontë, die gottergebene Anne (Abb. 57), die, als sie an Tbc litt und allmählich dahinschwand, noch einmal Kraft aus Ihrem „Psalm der Entsagung" schöpfte:

With secret labour to sustain
In humble patience every blow;
To gather fortitude from pain
And hope and holiness from woe.

Ihre Worte hallen in Emily Dickinsons klarer und sehr persönlicher, leicht bebender Stimme wieder, als sie fürchtete zu erblinden (vgl. Abb. 44):

Must be a Woe —
A loss or so —
To bend the eye
Best Beauty's way —

My loss, by sickness — Was it Loss?
Or that Ethereal Gain
One earns by measuring the Grave —
Then — measuring the Sun

Die Kenntnisse, die ich mir über das Leben von Künstlern erwerben konnte, haben mich zu dem Schluß geführt, daß nur wenige von ihnen wirklich ganz gesund gewesen sind. Deshalb bin ich geneigt, mich Kretschmer anzuschließen, wenn er sagt, daß gesunde, harmonische Menschen oft nicht über jenen Stimulus verfügen, der die dämonischen und disharmonischen auf den Gipfel der Genialität treibt[35].

Einer dieser „dämonischen" Menschen war Lord Byron, der einigen Trost für seine Verkrüppelung in dem Gedanken fand, daß „der Hang zur Poesie meist ,einer leidenden Seele in einem leidenden Körper' innewohnt. Krankheit und Gebrechen haben viele unserer Besten heimgesucht: Collins war verwirrt, Pope hatte einen Buckel, und Milton war blind."

Thomas Mann ist der Meinung, daß es eine innige Verbindung zwischen Kranksein und künstlerischer Aktivität gibt. In seinem Jugendwerk *Königliche Hoheit* läßt er einen Dichter verlauten: „Meine Gesundheit ist zart, – ich darf nicht sagen ,leider', denn ich bin überzeugt, daß mein Talent mit meiner Körperschwäche unzertrennlich zusammenhängt." Obschon er selbst gesund war – wenn auch ein Hypochonder – , stand es für Thomas Mann pikanterweise doch unumstößlich fest, daß Krankeit ein Mittel der Bewußtseinserweiterung sei. Leitmotiv in zwei seiner wichtigsten Werke, im *Zauberberg* und *Doktor Faustus*, sind mithin Tuberkulose und Syphilis – die beiden am meisten verbreiteten chronischen Infektionskrankheiten seiner Zeit.

Nebenbei ist darauf hinzuweisen, daß Künstler, die ihrerseits völlig gesund sind, aber ihre Jugend in einem medizinischen Milieu verbringen mußten oder schlimme Krankheiten bei ihren Angehörigen miterlebt haben, davon in ihrem Schaffen stark geprägt sind. Als Arzt hatte der Vater Gustave Flauberts für sich und seine Familie eine Wohnung auf dem Gelände des Hospitals, so daß der Sohn inmitten von Tod und Krankheit aufwuchs. Was er zu sehen bekam, wenn er im Obduktionssaal spielte, hinterließ in seiner Seele tiefe Spuren und trug dazu bei, daß er bereits frühzeitig eine misanthropische Lebensanschauung entwickelte. Als er schon in jungen Jahren seine Zähne und Haare zu verlieren begann, seufzte er: „Kaum ist man geboren, fängt man zu verrotten an."

Keats wie auch Charlotte Brontë hatten die Tuberkulose bereits in ihren Familien kennengelernt, bevor sie ihr selbst zum Opfer fielen. Und Edvard Munch hat uns mit seinem Bild „Das kranke Kind" eine unvergeßliche und erschütternde Erinnerung an seine sterbende Schwester hinterlassen.

Krankheit kann künstlerische Kreativität auch dadurch begünstigen, daß sie andere Tätigkeit unmöglich macht. Wegen seiner Nierensteine und der damit verbundenen schweren Koliken mußte Michel de Montaigne Abstand von den Reisen nehmen, die er sonst gerne angetreten hätte. Er war gezwungen, sich auf sein Schloß zurückzuziehen, wo er sich, frei von Illusionen und Vorurteilen, voll und ganz der Abfassung seiner Essays widmen konnte. Ähnlich war es bei Pierre de Ronsard, dem Renaissancelyriker, der sich ebenfalls aufgrund von Krankheit der Literatur zugewendet hat. Dem jungen Adligen hatte sich ursprünglich eine glänzende Diplomatenkarriere eröffnet, als eine plötzlich auftretende Taubheit alle seine Pläne zunichte machte – ein gehörloser Diplomat ist in der Welt der Einflüsterungen ein Ding der Unmöglichkeit. So kehrte Ronsard in die bezaubernde Landschaft seiner Kindheit zurück, in seine poetischen Gefilde – der junge Diplomat wurde ein Dichterfürst:

Ich war erst fünfzehn Jahre, da hatten Wald und Flur
für mich mehr Reize als des Königs eitle Cour.
Denn wollt der Tag sich neigen,
so sah ich Elfen fein,
die tanzten ihren Reigen
im fahlen Mondenschein.

Gleichfalls einer Krankheit verdanken wir einen Schatz herrlicher Musik – denn Asthma verhinderte Vi-

valdis Aufstieg im Geistlichenstand. Er war längst zum
Priester geweiht, konnte aber das Hochamt nicht mehr ze-
lebrieren und mußte statt dessen eine Chorleiterstelle
übernehmen; später wurde er zum musikalischen Direk-
tor des Ospedale della Pietà in Venedig.

Krankheit hat uns einen weiteren großen Komponisten geschenkt: Robert Schumann, der seine Ausbildung
als Konzertpianist abbrechen mußte, nachdem in seiner
rechten Hand eine Lähmung des Mittel- und Ringfingers
aufgetreten war – vermutlich als Folge seines Versuchs, in
seinem Streben nach Perfektion mit Hilfe einer mechani-
schen Apparatur seine Finger zu strecken. Der geliebten
Clara klagt er: „Unglücklich fühle ich mich manchmal
und hier gerade, daß ich eine leidende Hand habe. Und
Dir will ich's sagen: es wird immer schlimmer. Oft hab'
ich's dem Himmel geklagt und gefragt: 'Gott warum hast
Du mir gerade dieses gethan?' Es wäre mir hier gerade
von so großem Nutzen; es steht alle Musik so fertig und
lebendig in mir, daß ich es hinhauchen müßte; und nun
kann ich es nur zur Noth herausbringen, stolpere mit einem Finger über den Andern. Das ist gar erschrecklich
und hat mir schon viele Schmerzen gemacht."

Dessen ungeachtet aber war Schumann nicht verzweifelt, sich nun allein aufs Komponieren beschränken zu
müssen – seine Mutter tröstet er mit den Worten: „Wegen
des Fingers machte Dir keine Unruhe! Componiren kann
ich ohne ihn und als reisender Virtuose würde ich kaum
glücklicher sein – (...). Beim Phantasiren stört es mich
nicht." Man lausche nur seiner *Dichterliebe*, um dankbar zu
erfahren, wie recht er hatte.

Gegen Ende des vorigen Jahrhunderts hatte Henri
Matisse bereits eine juristische Laufbahn eingeschlagen,
als eine Krankheit seinem Leben eine andere Richtung
gab. Er bekam eine Blinddarmentzündung, und da dies zu
einer Zeit geschah, als chirurgische Eingriffe noch nicht

an der Tagesordnung waren, wurde er nicht operiert. Der Blinddarm brach durch, und so führten eitrige Komplikationen dazu, daß er seiner Arbeit fast ein Jahr lang nicht nachgehen konnte. Um sich die Zeit zu vertreiben, versuchte er sich an der Malerei und war begeistert: „Ich entdeckte die Farben – nicht indem ich die Werke anderer Maler ausforschte, sondern indem ich selbst das Spiel des Lichts in der Natur beobachtete. Die Malerei verhexte mich, und ich kam nicht mehr von ihr los." Bald schuf er Bilder in einer Manier, die sich gleichermaßen durch Intelligenz und robuste Neuerungsfreudigkeit wie durch zarte Sensibilität auszeichnete. Würde Matisse heutzutage gelebt haben, wo eine Blinddarmentzündung mit Hilfe einer Operation behandelt und innerhalb einer Woche geheilt wird, wäre er sicherlich ein erfolgreicher Rechtsanwalt geworden, nicht aber ein Pionier auf dem Feld der Kunst.

Eine zweite Krankheitsperiode verursachte später eine tiefgreifende Veränderung in Matisses Malstil: von derben und radikalen Innovationen ging er zu einem feinnervigen Studium der Lichtverhältnisse des Südens über, was einen neuen Impressionismus mit einem sehr persönlichen und lichten Kolorit begründete (Abb. 6): „Ich verließ L'Estaque wegen seines Windes – ich habe mir dort einen bösen Luftröhrenkatarrh geholt. Also fuhr ich nach Nizza, um ihn auszukurieren – und bin dann praktisch mein ganzes Leben hier geblieben."

Schließlich liefert Matisse auch den Beweis dafür, wie eine schwere Erkrankung noch beträchtliche Auswirkungen haben kann, wenn der Patient sie hinter sich hat. Als er ungefähr 70 Jahre alt war, stellte man in seinem Grimmdarm Krebs fest. Widerwillig ließ er sich zu einer Operation überreden, die von nicht weniger als drei der fähigsten Chirurgen Frankreichs ausgeführt wurde. Der Patient konnte vor dem Tode bewahrt werden, blieb je-

doch schwer krank und war auch seelisch erschüttert. Da
bildete sich in der Operationswunde eine Infektion; und
die verschlimmerte sich noch, als der eigensinnige Meister
sich weigerte, seinen Verband wechseln zu lassen! Das
ganze endete damit, daß er einen ungeheuren Narben-
bruch bekam, der ihn für den Rest seines Lebens die mei-
ste Zeit ans Bett gefesselt hielt.

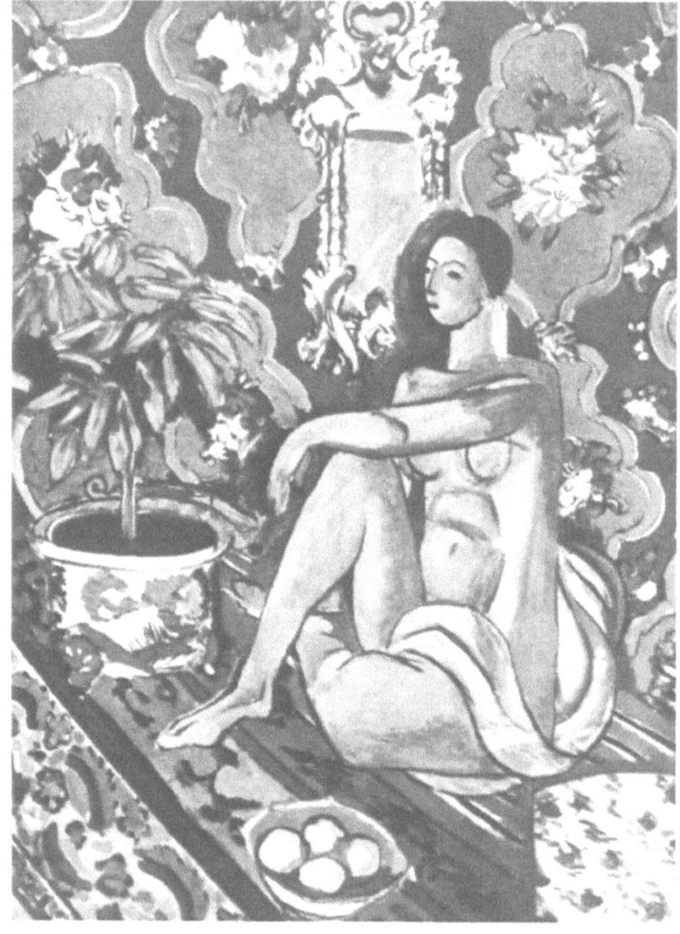

*Abb. 6. H. Matisse, Dekorative Figur
vor ornamentalem Hintergrund. Im
Ringen mit neuen Problemen schafft der
Künstler verwegene, noch niemals zuvor
gesehene Harmonien*

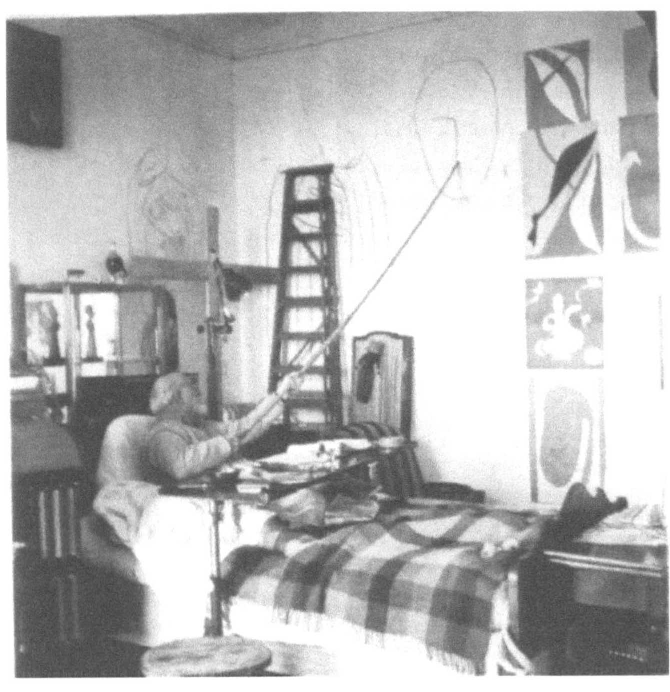

Ein paar Jahre nach jener Operation hatte ich ein aus-
führliches Gespräch mit ihm, während er in seinem Bett
lag – eine Katze kauerte zu seinen Füßen – und mit einem
langen Zeigestock das Aufkleben seiner „papiers décou-
pés" auf eine Leinwand dirigierte (Abb. 7). Er erzählte
mir, wie die Krankheit seine Einstellung zum Leben und
zur Kunst verändert hatte. Er wollte das Leben, das ihm
nun ein zweites Mal geschenkt worden war, mit so viel
Freude wie nur möglich ausstatten. Unter Blut, Schweiß
und Tränen hatte er der modernen Kunst am Anfang neue
Wege gewiesen – jetzt wollte er sich das Vergnügen gön-
nen, diese Wege noch einmal zu beschreiten: leichten Herzens aber und ohne Anstrengung. Diese Stimmung
kommt in seiner Malerei zum Ausdruck (Abb. 8). In vielen seiner frühen Bilder können wir erkennen, wie hart er

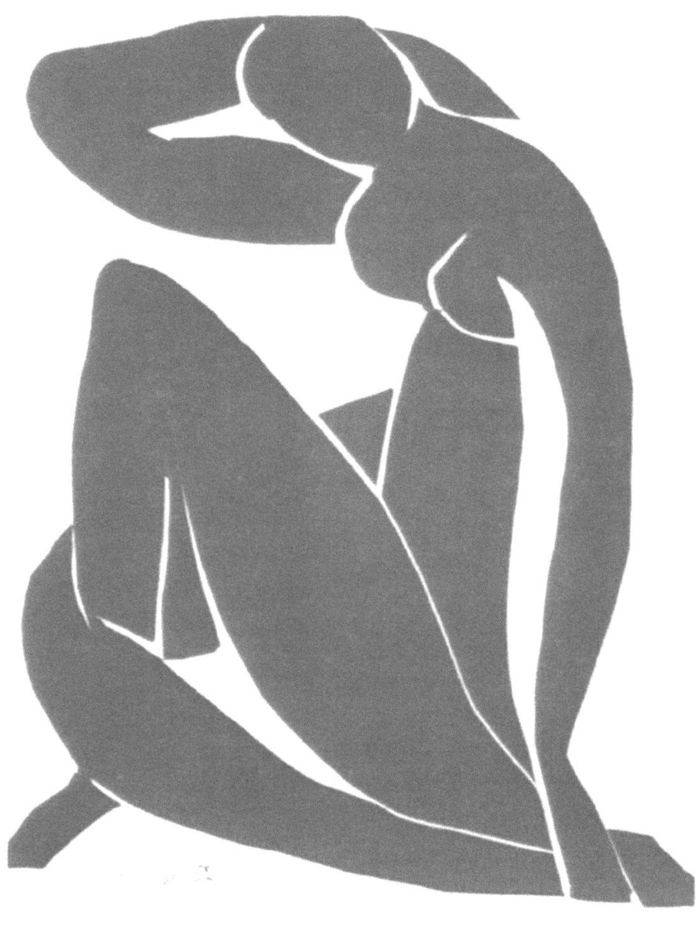

Abb. 8. H. Matisse, Blaues Modell, sitzend. Nachdem sich der Künstler von einer lebensgefährlichen Erkrankung erholt hat, strahlen seine Collagen ein Gefühl des Wohlbefindens und der entspannten Freude aus

mit den ungewohnten schweren Problemen ringt. In seinem Alterswerk hingegen, zum Beispiel in den großen Collagen, wo er über die ganze Bandbreite seiner künstlerischen Mittel verfügt, herrscht eine Atmosphäre der Ruhe und Behaglichkeit wie nach vollendetem Tagwerk. Vielen sind seine Bilder eine Quelle der Freude gewesen; Matisse selbst war sich der wohltuenden Ausstrahlung seiner Farben und ihrer lindernden Wirkung so gewiß, daß er seine Gemälde an den Krankenbetten seiner Freunde aufhängen ließ.

Das Besondere am schöpferischen
Menschen

Beispiele für Krankheiten, die für das Werk von Künstlern entscheidende Bedeutung hatten, kann man allenthalben finden – unter den psychischen Leiden ebenso wie unter den physischen: „Wohl jede Pein hat ihren Schrei, Gesundheit nur schweigt still." Ich fange mit den Geisteskrankheiten an, wo wir erwarten dürfen, die signifikantesten Fälle anzutreffen – bringt doch jede seelische Aberration eine tiefgreifende Veränderung in der Persönlichkeit eines Menschen mit sich.

Die Frage, die wir uns zuerst stellen müssen, ist ob der schöpferische Mensch überhaupt zu den normalen gerechnet werden kann – eine Frage, die zur Hälfte bereits mit dem Sprichwort beantwortet ist: „Gegen Genialität ist kein Kraut gewachsen." Auf alle Fälle ist die Zahl der Individuen, die über eine geistige Konstitution verfügen, welche an das Abnorme angrenzt, bei der Avantgarde sehr groß. Abweichende psychische Eigenschaften, die bei gewöhnlichen Menschen als krankhaft gelten würden, können das, was das Eigentümliche und Faszinierende im künstlerischen Schaffen ausmacht, unterstützen – ja, sie können sogar sein eigentlicher Grund sein. Zwar heißt es: „Den Verrückten braucht die Muse nicht zu küssen", aber hilfreich kann der Kuß schon sein – je nach dem nämlich, wie die Kräfte der Phantasie mobilisiert und freigesetzt werden; erst bei voll ausgebildeter Geisteskrankheit schwindet jede schöpferische Fähigkeit. Kreativität kann für begabte Menschen ein gutes Mittel sein, ihre in-

neren Konflikte und Spannungen, wie sie nun einmal dem
Menschen anhaften, zu lösen.

Heinrich Heine hat das in seinen Versen mit Bezug auf
sich selbst bestätigt:

Krankheit is wohl der letzte Grund
Des ganzen Schöpferdrangs gewesen;
Erschaffend konnte ich genesen,
Erschaffend wurde ich gesund.

Und Graham Greene sagt: „Schreiben ist eine Art
Therapie; manchmal frage ich mich, wie alle jene, die
nicht schreiben, komponieren oder malen, es zuwege
bringen, dem Trübsinn und der panischen Angst zu entfliehen, die dem menschlichen Dasein innewohnen."

Greene weist hier auf wesentliche Äußerungen jener
beiden psychopathologischen Temperamente hin, die bei
kreativen Menschen am häufigsten anzutreffen sind: auf
das manisch-depressive bzw. auf das schizoide. Gemeinsam ist Künstlern mit derartigen seelischen Strukturen
das Streben, ihr als bedroht empfundenes Selbstbewußt-
sein durch die Demonstration von Ungebundenheit und
Originalität zu stärken. Im übrigen aber unterscheiden sie
sich erheblich, besonders was ihr Verhältnis zu ihrer Umgebung betrifft.

Die Depressiven haben ein ausgeprägtes Bedürfnis
nach guten Kontakten zu ihren Mitmenschen und wollen
von ihnen geschätzt und anerkannt werden – weil sie sich
jedoch nicht vorstellen können, um ihrer selbst willen ge-
liebt oder nur gemocht zu werden, sind sie gehemmt. In
seiner Angst, verschmäht zu werden, ist der depressive
Künstler bemüht, statt dessen um seiner Werke willen
geachtet zu werden – auf diese Weise ist er höchst verletz-
lich. Virginia Woolf war, wenn sie ein neues Buch heraus-
gebracht hatte, jedesmal außer sich vor Nervosität, wie es

wohl aufgenommen würde, und blieb überempfindlich gegen jedwede Kritik. Ihre Depression trieb sie schließlich auch in den Selbstmord.

Der melancholische Michelangelo, einsam, schwer zugänglich, „terribile", dichtete Sonette über seine düstere Stimmung:

Unsegen oder Segen – welches war mein Los?
Sah ich doch des Lebens dunkle Seiten bloß.

Er stellte seine Depression sogar in einem Bildnis dar. Auf dem *Jüngsten Gericht* läßt er den Heiligen Bartholomäus, den man lebend gehäutet hatte, dem Betrachter seine Haut entgegenstrecken, wobei der Maler dem kummervoll herabhängenden Kopf seine eigenen Züge verliehen hat (Abb. 9).

Die gesteigerte Aktivität während einer manischen Phase kann von der Zielsetzung geleitet sein, der Depression zu entfliehen. Händel komponierte den „Messias" in drei Wochen hektischer Betriebsamkeit; sein erregter Zustand verlieh ihm die nötige Schaffenskraft: „Mir war, als sähe ich den ganzen Himmel offen vor mir und darinnen Gott den Herrn."

Im Gegensatz zum manisch-depressiven ist der schizoide Charakter vom Unwillen – ja sogar vom Unvermögen – zu zwischenmenschlichen Beziehungen gekennzeichnet. Den Sinn des Lebens, den man normalerweise in der Gemeinschaft mit seinen Nächsten findet, sucht der innerlich zerrissene Künstler in dem von ihm geschaffenen Werk. Hat er damit Erfolg, dann kann er das so auffassen, als habe er die Verbindung zu einer verlorenen Welt wiederhergestellt. Das Gefühl von Fremdheit, das sich bis zur Angst vor der Umgebung steigern kann, hat in den Romanen Franz Kafkas seinen Niederschlag darin gefunden, daß sich das soziale Umfeld als un-

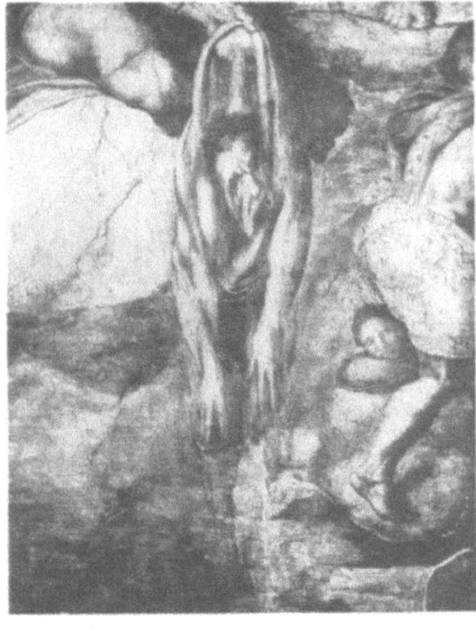

Abb. 9. Michelangelo, Das Jüngste Gericht (Ausschnitt). Der depressive Maler stellt sich als Märtyrer dar, dem man die Haut abgezogen hat

durchschaubar und aus unerfindlichen Gründen feindselig erweist. August Strindbergs schizoider Verfolgungswahn erklärt die Aura des Fatalen um seine Frauengestalten; indem er sie in seinen Fiktionen unterbrachte, schrieb er sich womöglich von einer drohenden Geisteskrankheit los; das war auch seine Auffassung.

Ich muß gestehen, daß mir die Voraussetzungen fehlen, Sigmund Freuds These zu beurteilen – geschweige denn zu billigen – , wonach jegliche künstlerische Betätigung Reflex der Sublimierung einer immer noch nicht überwundenen kindlichen Sexualität mit ihren „prägenitalen, oralen, analen oder phallischen Impulsen" sein soll[59]. Sie hat ein paar seiner Schüler auf – zumindest für einen Nicht-Psychologen – verblüffende und abstruse Gedanken gebracht – so zum Beispiel auf den, daß van Gogh seine Malerei unbewußt mit Masturbation gleichgesetzt haben muß. Die anale Komponente seiner unterdrückten infantilen Sexualität soll ins Malen überführt worden sein, wo die Ölfarben mit ihrer schmierigen Konsistenz und ihrem intensiven Geruch an Exkremente erinnerten, in denen er am liebsten herumgewühlt hätte – deshalb nämlich habe er bisweilen mit den Fingern gemalt. Die Behauptung, er habe dies um eines besonderen bildnerischen Effekts willen getan, sei nur ein Vorwand gewesen.

Durchschnittsmenschen gibt es unter den schöpferischen Genies nicht, denn sie unterscheiden sich in zu vielerlei von uns gewöhnlichen Sterblichen. „Was ist ein Dichter?" fragt Søren Kierkegaard und liefert darauf die Antwort: „ein unglücklicher Mensch, der tiefe Qualen in seinem Herzen birgt, dessen Lippen aber so geformt sind, daß, indem der Seufzer und der Schrei über sie ausströmen, sie klingen wie eine schöne Musik"[34]. Wie neugierige Kinder schauen die kreativen Menschen „mit unschuldsvollen Augen" in die Welt, als sähen sie alles zum ersten Mal. Sie zeichnen sich vor anderen durch Momente der Entrückung und durch lebhaftere Assoziationen und präzisere Vorstellungen von menschlichen Lebensumständen und Eigenarten aus. Vor allem sie sind von dem Drang getrieben, neue und individuellere Mittel des Ausdrucks zu suchen und Wege, auf denen sie in engere Berührung mit Leuten kommen können, die ihre Neuschöpfungen zu schätzen wissen und ihre heimlichsten Regungen zu teilen vermögen. Dieses Verlangen, seine Botschaft an den Mann zu bringen, kann manchmal rührende Formen annehmen. Einer der größten Künstler Schwedens, Carl Hill, der wegen seiner geistigen Behinderung auf seinem Zimmer eingeschlossen blieb, warf seine Zeichnungen Passanten auf der Straße zu.

Ein wahrer Künstler muß ein Pionier bleiben und das Risiko auf sich nehmen, ein Wegbereiter ohne Begleiter zu sein. Die einen können dabei unter dem Mangel an Anerkennung zerbrechen und ihre Kreativität verlieren; andere wiederum mit einem robusteren Nervenkostüm – wie Cézanne – ziehen ihre Bahn unbeirrt und fern der Menge.

Interessant ist es zu verfolgen, ob ein Künstler, sobald er sich durchgesetzt und Anerkennung verschafft hat, den Boden unter den Füßen verliert und aus dem Gleichgewicht gerät. Für Mark Rothko wurde die Situation unerträglich, als er nach Jahren des Ringens um einen persönlichen Stil plötzlich erfolgreich war. Er – mit seinem für einen Melancholiker typischen Gefühl der Unzulänglichkeit – fürchtete, überschätzt oder zumindest doch falsch verstanden zu werden, und verfiel in eine Depression, in der wie so häufig der Alkohol zum verhängnisvollen Heilmittel wurde. Den Mißerfolg hatte er ertragen; den Erfolg hielt er nicht aus[52].

Das Besondere am kreativen Menschen ist unübersehbar. Auch wenn Platon übertreibt, der die künstlerische

Eingebung eine „göttliche Besessenheit" nennt, gleicht sie doch häufig einer Quelle, die aus den unbekannten Tiefen der Persönlichkeit emporschießt. Selten fließt sie frisch und munter und unerschöpflich – nein, es ist eher so, wie Thomas Mann es zugespitzt ausgedrückt hat, als er erklärte, daß der Unterschied zwischen einem Schriftsteller und einem gewöhnlichen Menschen darin läge, daß es dem Schriftsteller schwerer fiele, sich auszudrücken. Flaubert trieb die Ehrfurcht vor dem Ästhetischen auf eine nahezu übermenschliche Höhe und wollte „lieber wie ein Hund krepieren als bei der Formulierung eines Satzes, der noch nicht vollendet ist, auch nur eine einzige Sekunde einzusparen". Seine Bemühungen wurden auch dadurch nicht erleichtert, daß ihm ein Symptom seiner Epilepsie entmutigende Schwierigkeiten bereitete, die richtigen Worte zu finden. Seine Manuskripte enthalten deshalb mehr durchgestrichenen als gültigen Text (Abb. 10). Ebenso sagte Degas, daß „die Malkunst leicht ist, solange man sie nicht beherrscht, aber schwer, wenn man sie erlernt hat".

George Sand erzählt von Chopin, daß ihn seine Inspiration zuweilen aus heiterem Himmel überfiel. Bei einem Spaziergang zum Beispiel konnte es plötzlich in seinem Kopf zu singen anfangen, und dann mußte er sich beeilen, nach Hause zu kommen und die musikalische Idee festzuhalten. „Danach begann eine ungemein quälerische Prozedur. Er konnte sich tagelang auf seinem Zimmer einschließen; er weinte, er lief auf den Dielen auf und ab, zerbrach seine Feder, veränderte einen Takt wohl hundertmal – strich ihn aus, schrieb ihn neu – und kämpfte verbissen mit einem einzigen Blatt. Am Ende blieb er dann vielleicht doch bei seinem ersten Entwurf."

Auch wenn die Meisterwerke der Kultur oft in flammender Erregung konzipiert werden und bisweilen einem

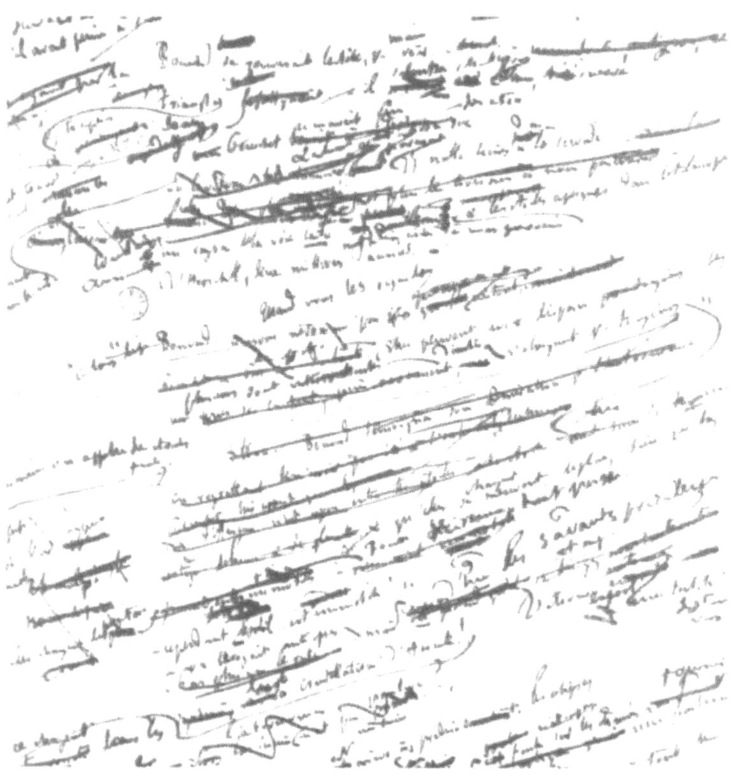

Gefühl unendlichen Glücks entstammen, verdanken sie
ihre Entstehung in den meisten Fällen doch dem Einsatz
harter Schinderei. Aber noch nicht einmal damit mag es
jedesmal getan sein; wenn der Künstler seinen Schaffens-
drang und seine Schöpferkraft einbüßt, stagniert er und
greift auf Wiederholungen und Manierismen zurück. Anstatt wie eine Drossel ständig neue Melodien anzustim-
men, wiederholt er wie ein Kuckuck oder eine Taube in
peinlicher Eintönigkeit immerfort dieselben alten Melodien. Sein Werk verkommt zu seelenlosem Zeug „und
riecht nach Mittelmaß".

Ein Mysterium bleibt es, warum uns die Arbeiten des
einen Künstlers in der Seele ansprechen, während uns das

*Abb. 10. G. Flaubert, Bouvard und
Pécuchet. „Welch große Papier-
verschwendung, wieviel durchgestrichene
Stellen! Jeden Satz muß ich mir
abringen", klagte der Autor, dessen
Epilepsie es ihm so sehr erschwerte, die
richtigen Worte zu finden*

Œuvre eines anderen Künstlers kalt läßt und keineswegs
berührt. Platon sagt, daß wer sich ohne Eingebung dem
Musentempel nähert und meint, mit handwerklichem
Können sei's getan, ein Stümper bleibt, dessen anmaßen-
de Poesie vom Gesang der Erleuchteten in den Schatten
gestellt wird. Als Beispiel dafür würde ich Scott Fitz-
gerald nach *Der große Gatsby* nennen und Chirico nach seiner surrealistischen Periode. Diese Künstler gleichen den
Fliederblüten in einem schwedischen Gedicht: „Sie blü-
hen eilig, doch verwelken langsam"[11]. Andere Künstler
mit einer niemals nachlassenden Inspiration wie Milton,
Tizian oder Verdi mögen sich jener Ode Anakreons be-
sonnen haben, in der es von der Rose heißt:

Auch den Zeiten trotzt dieselbe;
Und ihr Alter selbst ist reizend;
Denn es weicht nicht ihrer Jugend
An anmuthigem Geruche.

Es gibt viele vortreffliche Beispiele für eine tiefe Niedergeschlagenheit, die ihre Ursache in künstlerischem
Unvermögen hat und oft noch intensiviert worden ist von
den Skrupeln, mechanisch Gedanken zu wiederholen, die
anderswo schon früher – und besser! – formuliert worden
sind. So etwas kann zu langen Phasen der Unproduktivi-
tät führen. George Gissing gibt davon eine erschütternde
Beschreibung in *New Grub Street*. Diese Berufskrankheit,
ein Status kalter Impotenz, der so ganz dem Fieber des
unbändigen Schöpfertriebs entgegensteht, kann zeitlich
begrenzt sein und abklingen; manchmal aber bleibt sie
auch traurigerweise unheilbar.

Selbst eine so reiche Begabung wie Joseph Conrad
konnte hiervon befallen werden. So klagt er einmal darüber, daß „die letzten drei Monate Arbeit ein jämmerli-
ches Resultat gebracht haben – wenn man seinen Umfang

in Betracht zieht. Dabei habe ich tagein, tagaus geschuftet. Es ist ein unmöglicher Zustand – es gibt Augenblicke, da denke ich, ich müßte notgedrungen alles aufgeben"[15].

Melville mußte für immer aufhören. Er war einer von jenen Autoren, die völlig auf ihre Erfahrungen angewiesen sind, um schreiben zu können, und denen dann langsam und allmählich der Stoff ausgeht. Als er seine Seefahrererzählungen mit *Moby Dick* gekrönt hatte, hatte er auch den letzten Rest seiner künstlerischen Ressourcen ausgeschöpft – seine Jahre zur See. In einem Brief an Hawthorne trauert er den aufgebrauchten Schätzen nach: „Ich spüre, daß ich jetzt bis zum innersten Blatt der Zwiebel vorgedrungen bin und daß die Blüte deshalb gleich zu Boden fallen wird." Etwas später vertraut er demselben Freunde an, daß er im Grunde damit einverstanden sei, nunmehr „vernichtet zu werden".

In den letzten 25 Jahren seines Lebens komponierte Rossini nur noch kleine Piecen zu seiner Zerstreuung – Stücke, die er als seine Alterssünden bezeichnete. Er litt an Depressionen und Selbstvorwürfen: „Gar mancher würde sich in meiner Lage das Leben nehmen – aber ich bin zu feige und traue mich nicht." Als es ihm besser ging, widmete er etliche Lieder seiner Frau „als einen bescheidenen Ausdruck meiner Dankbarkeit für ihre einfühlsame und liebevolle Pflege während meiner allzu langen, schweren Krankheit. Die medizinische Fakultät sollte sich schämen."

Künstliche Stimulanzien der Kreativität

Ich rufe Geister aus der wüsten Tiefe.
Ei ja, das kann ich auch, das kann ein jeder.
Doch kommen sie, wenn Ihr nach ihnen ruft?

Shakespeare: König Heinrich IV – Erster Teil III, 1

Es ist leicht verständlich, daß Künstler bisweilen die welkende Blume auffrischen möchten und daß sie deshalb versuchen, eine schwindende Inspiration mit artifiziellen Mitteln neu zu beleben. Das Rezept des Schweizer Malers Johann Heinrich Füßli ist dabei noch harmlos – es heißt, er habe abends gerne rohes Fleisch gegessen, um hinterher phantastische Träume zu haben, die er dann in seinen sonderbaren Bildern wiedergeben konnte. Noch harmloser war das Mittel, dessen sich Schiller bedient hat – nämlich der Geruch von verfaulenden Äpfeln, der ihn in einen Zustand der Träumerei versetzte. Deshalb hielt er sich von solchen Äpfeln stets einen gewissen Vorrat in der Schublade seines Schreibpults. Gleichwohl reichte der offenbar nicht immer aus – Goethe jedenfalls sah sich imstande, jene Abschnitte identifizieren zu können, die Schiller gedichtet hatte, als er nicht mehr nüchtern war. Leider können wir Goethe nicht nach der Art der Veränderungen in Schillers Stil fragen; doch wir wissen heute, daß Alkohol nicht nur stimulierend und enthemmend wirkt, sondern auch den Charakter des Schaffens verändern und ihm phantastische oder schizophrene Züge hinzufügen kann.

Das Feuer, das der Alkohol speist, muß teuer bezahlt werden, wenn sich Asche über die Glut legt; wie jedes Nervengift schadet auch der Alkohol auf die Dauer der geistigen Spannkraft. Gerade unter den Schriftstellern gibt es dafür erschreckend viele Beispiele. Tennessee Wil-

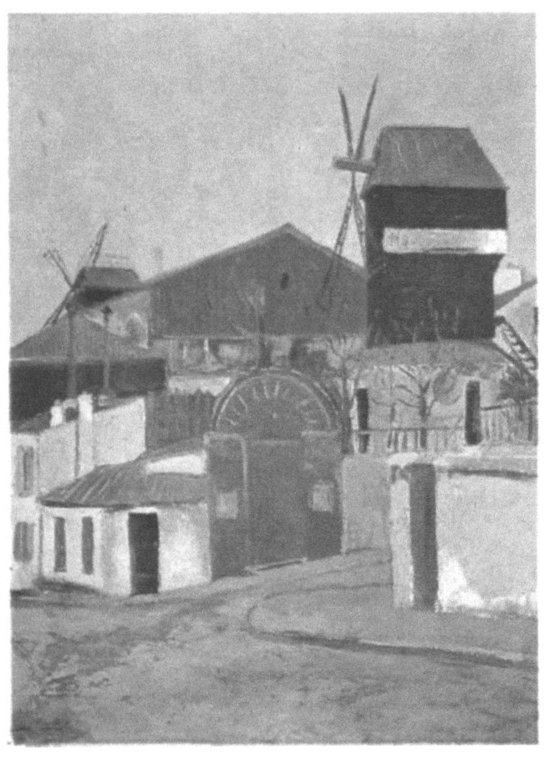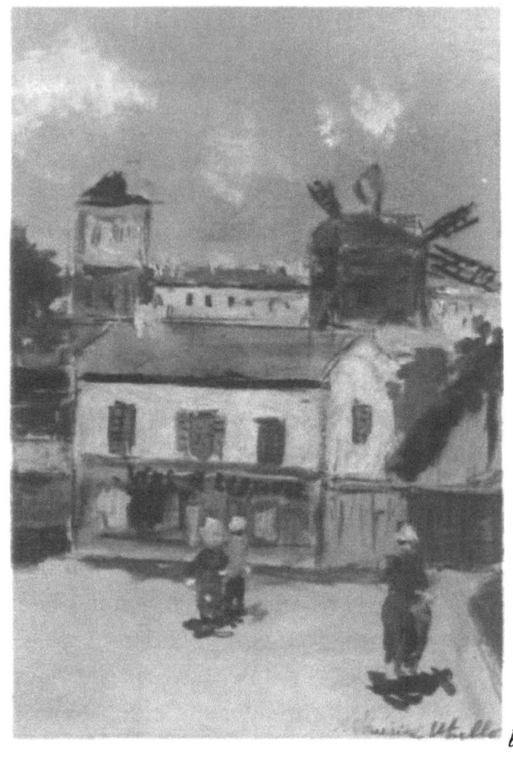

a

b

liams dichterisches Vermögen degenerierte nach seinen hinreißenden und originellen Stücken aus den mittleren Jahren, als er noch gesund war, zu den schwachen und düsteren Elaboraten seiner letzten Jahrzehnte, als der Alkoholmißbrauch dazu führte, daß sowohl er selbst als auch sein Werk einen gestörten und haltlosen Charakter annahm.

Auf ähnliche Weise verkümmerte Gustave Courbets künstlerische Stärke aus den monumentalen Werken seiner reifen Zeit schließlich in den schweizerischen Bildern seiner alten Tage, als er ebenso wie seine Gemälde die Wassersucht bekam. Unter dem Einfluß von Alkohol malte der junge Utrillo in subtilen Weiß-, Grau- und

Abb. 11 a, b. M. Utrillo, Windmühlen, Montmarte. (a) Auf dem Bild von 1912 trübt noch kein Alkoholdunst die so einfühlsam wiedergegebene Pariser Atmosphäre. (b) 40 Jahre später haben Wein und Schnaps die Oberhand gewonnen; die Flügel der Windmühle sind geknickt. (Den Lauf des sich verändernden ästhetischen Geschmacks erkenne ich daran, daß etliche meiner jüngeren Freunde dieses linkische Gemälde wegen seines expressiven Charakters der feineren früheren Version vorziehen.)

Grüntönen ausgesucht schöne Bilder von Paris. Man erzählt sich, daß ihm seine Verwandten eine volle Flasche Wein und eine leere Leinwand hingestellt haben, um später eine leere Flasche und einen vollen Utrillo wieder abzuholen – und obendrein ein herrliches Gemälde. Im selben Ausmaß, wie der Meister immer abhängiger vom Alkohol wurde, nahm aber seine Kreativität ab und vergröberte sein Stil. Man kann das an seinen späten Werken mit ihren billigen und grellen Effekten und ihrer nachlässigen Ausführung sehr gut erkennen (Abb. 11 a, b).

Im 19. Jahrhundert war Opium das neben dem Alkohol am häufigsten verwendete Aufputschmittel, besonders bei den Dichtern, die damit ihre Phantasie reizen, ihre äußeren Schwierigkeiten überdecken und ihren seelischen Druck verringern wollten. Die englische Romantik liefert hierfür zahlreiche Beispiele. Coleridge erblickte im Opiumrausch den Palast des Kubla Khan: „denn er hat sich am Honigtau gelabt und die Milch des Paradieses getrunken".

Auch Keats probierte die Droge:

Mir brennt das Herz, mein Geist kämpft schlafbeschwert,
Als hätt mit Schierling ich den Durst betäubt,
Bis auf den Grund ein Opiat geleert
Und sänk an Lethes Rand kristallbestäubt.

Doch er stellte den Genuß bald ein, als er merkte, daß ihm das Opium die Sinne trübte:

Nein, nein, geh nicht zum falben Lethefluß
Und saug kein Gift aus blauem Eisenhut,
Verweigre deine Stirn dem Schattenkuß
Proserpinas, noch schlürf ihr Traubenblut!
...

Denn Schatten stürzt auf Schatten und erstickt
Allmächtig deiner Seele wache Angst.

Sogar der große schwedische Dichter Stagnelius nahm Opium, das ihm Frieden und süße Träume bescherte:

Kehre nun, liebliche Nacht,
wieder vom Schattenreich heim — :
Stille folgt dann mit Dir
und Schlaf, der mit Mohn sich bekränzt hat.

Des weiteren erklingt in dem geheimnisvollen Dunkel zwischen Wachen und Träumen – das „mit Mohn sich bekränzt hat" – auch romantische Musik. In seiner „Symphonie fantastique" läßt Berlioz einen Künstler in einem Opiumrausch versinken, in dem er seine Sorgen und seine Ekstasen in musikalischen Bildern erlebt. Das sentimentale Programm, das Berlioz für seine Symphonie entworfen hat, hätte auch von einem romantischen Dichter stammen können: „Ein junger Komponist mit empfindsamem Gemüt und glühender Phantasie wollte sich aus Verzweiflung über seine unerwiderte Liebe mit Opium vergiften. Da die Dosis allerdings nicht tödlich war, versetzte sie ihn statt dessen in einen tiefen Schlummer mit phantastischen Träumen, in welchen die Geliebte als Geisterwesen unaufhörlich in einer leidenschaftlichen Melodie wieder auftaucht."

Wir wissen, daß Berlioz zuweilen gegen sein so hartnäckiges Zahnweh starke Medikamente geschluckt hat, die – wenn nicht alle Zeichen trügen – auch Narkotika enthielten: doch haben wir keinen Anlaß zu vermuten, daß er Drogen nahm, um sich in einen Rausch zu versetzen, wie es de Quincey tat.

Dieser freimütige Verfasser der *Bekenntnisse eines englischen Opiumessers* wurde zum Sklaven seines Lasters[17]. Weil er nach eigenen Worten „in diesen Dingen nicht nur die beste, sondern die einzige Autorität" war, konnte er uns eine vorzügliche und auf persönlichen Erfahrungen beruhende Darstellung sowohl der Freuden als auch der Leiden und des Elends dieser Sucht liefern. Er betont – und zwar keineswegs um sich zu verteidigen, denn der Genuß von Opium war seinerzeit weit verbreitet und wurde als harmloses Amüsement betrachtet, sondern als Erklärung – „daß es nicht die Suche nach einem Vergnügen, sondern einfach ein qualvoller Schmerz war, was mich zuerst zum Gebrauch vom Opium trieb". Selbst bezeichnet er seine Beschwerden als rheumatische Zahnschmerzen; aufgrund seiner Beschreibung können wir jedoch darauf schließen, daß er ein viel schlimmeres Leiden mit sich herumtrug, nämlich eine Trigeminusneuralgie. Diese Krankheit äußert sich in Schüben mit schrecklichen Schmerzen im Gesicht, die manchmal so heftig werden können, daß sie ihr Opfer in den Selbstmord jagen. Es ist leicht zu verstehen, warum de Quincey bagann, Opium zum „Bestandteil seiner täglichen Kost" zu machen. Dennoch: es waren nicht diese Attacken, welche die wesentliche Ursache seines Drogenmißbrauchs bildeten; dessen Ursache lag vielmehr in der Entdeckung, welche Wirkung das Opium auf das Seelenleben hatte. De Quincey erzählt, wie er sich einmal dadurch Linderung von seinen Schmerzen zu verschaffen suchte, daß er seinen Kopf in eine Schüssel mit kaltem Wasser tauchte. Das war nun eine wirklich verzweifelte Tat, denn sie mußte unweigerlich einen frischen neuralgischen Anfall auslösen. „Am nächsten Morgen wachte ich, wie ich kaum erst zu sagen brauche, mit qualvollen Schmerzen auf, von denen ich etwa zwanzig Tage keine Erleichterung fand. Ich glaube, es war am einundzwanzigsten Tag und an einem Sonntag, daß ich auf die Straße hinausging; eher, um vor meinen Martern wegzulaufen, als irgendeine bestimmte Erleichterung zu finden. Zufällig traf ich einen Bekannten aus dem College, der mir Opium empfahl. Opium! Furchtbares Mittel unvorstell-

barer Freuden und Leiden! Ich hatte davon gehört, wie
ich von Manna und Ambrosia gehört hatte, jedoch nichts
Näheres."

In der Tat gelingt es de Quincey, uns einen so be-
drückenden Hintergrund für seine Entdeckung zu skiz-
zieren, daß wir das Ausmaß der Erfahrung, die sie mit
sich brachte, unschwer nachvollziehen können.

"Es war an einem nassen und freudlosen Sonntag-
nachmittag, und einen traurigeren Anblick hat diese unsere Erde nicht zu bieten als einen regnerischen Sonntag in
London. Mein Weg nach Hause führte durch die Oxford
Street, und in der Nähe sah ich den Laden eines Apothe-
kers ... als ich ihn um die Opiumtinktur bat, gab er sie mir
genauso, wie es jeder andere Mann hätte tun können ...

Man kann annehmen, daß ich, zu Hause angekom-
men, nicht einen Augenblick säumte, die vorgeschriebene
Menge zu nehmen ... und nach einer Stunde, o Himmel,
welch ein Umschwung! Welch Wiedererwachen verbor-
gener Geisteskraft aus tiefsten Tiefen! Welche Apokalyp-
se der Welt in mir! Daß meine Schmerzen verschwunden
waren, wurde in meinen Augen zu einer Kleinigkeit; der
negative Effekt wurde von der ungeheuren Größe jener
positiven Auswirkungen verschlungen, die sich vor mir
in der Unendlichkeit des göttlichen Vergnügens auftaten,
das sich mir plötzlich offenbart hatte. Hier gab es ein All-
heilmittel ... für alles menschliche Weh; hier war das Ge-
heimnis des Glücks auf einmal entdeckt, über das die Philosophen so viele Jahrhunderte diskutiert hatten; das
Glück konnte jetzt für einen Penny gekauft und in der
Westentasche mitgenommen werden, tragbare Ekstasen
konnte man auf Halbliterflaschen abgezogen bekommen
... ."

Doch der arme de Quincey mußte binnen kurzem erleben, daß jenes „göttliche Vergnügen" nicht ewiglich
währte. Seine seligen Träume gingen in entsetzliche Alp-

träume über, die ihm „suspiria de profundis" abrangen –
Seufzer „aus der Tiefe".

„Das Raumgefühl und schließlich auch das Zeitgefühl
wurden stark in Mitleidenschaft gezogen ... Der Raum
schwoll an und wurde zu unaussprechlicher, sich immer
wiederholender Unendlichkeit ausgedehnt. Diese Tatsache beunruhigte mich sehr viel weniger als die ungeheure Ausdehnung der Zeit. Manchmal schien ich in einer
einzigen Nacht siebzig oder hundert Jahre lang gelebt zu
haben, ja manchmal hatte ich das Gefühl einer Zeitdauer,
die die Möglichkeit menschlicher Erfahrung weit übersteigt."

Auf diese Weise bekam de Quincey einen einzigartigen und aufgreifbaren Eindruck von der Relativität von
Zeit und Raum. Nur, der Preis dafür war hoch: „Diese
und alle anderen Veränderungen in meinen Träumen
wurden von einer tiefsitzenden Angst und düsteren Melancholie begleitet, in Worten völlig unbeschreibbar. Ich
schien jede Nacht hinabzusteigen – in Klüfte und sonnenlose Abgründe, in Tiefen unter den Tiefen, aus denen je
wieder aufzusteigen hoffnungslos erschien ... Die Düsternis, die diese ungeheuren Schauspiele begleitete und
schließlich bis zur vollständigen Dunkelheit geradezu
selbstmörderischer Verweiflung anwuchs, läßt sich doch
nicht in Worte fassen."

Dagegen ist sie fast bis ins letzte Detail in Bilder gefaßt, und zwar auf Piranesis eindrucksvollen Stichen. Seine *Carceri d'Invenzione* erzeugen visuell dieselbe Stimmung
verzweifelter Hoffnungslosigkeit. In riesengroßen, mystischen Bauwerken mit einer phantastischen Architektur irren winzige Getalten auf endlosen Treppen und Aufgängen umher, die nirgendwohin führen, er sei denn, sie enden abrupt vor schwarzen Abgründen (Abb. 12). Die
Gleichartigkeit dieser Darstellung mit der bei de Quincey
kommt nicht von ungefähr; hatte ihm doch Coleridge jene

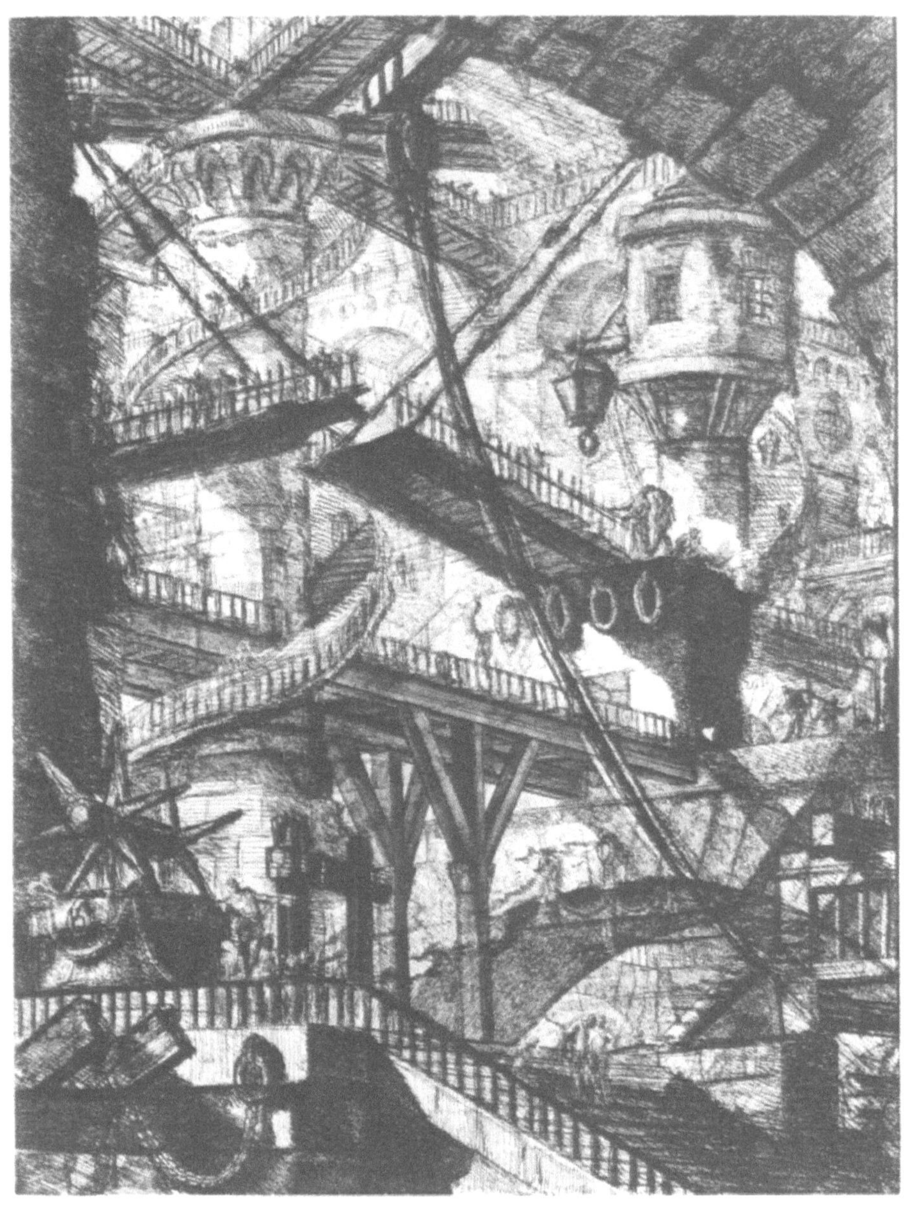

Abb. 12. G.B. Piranesi. *Ein Phantasiegefängnis vermittelt das Gefühl von Klaustrophobie und verzweifelter Hoffnungslosigkeit*

fiktiven Gefängnisse einmal so haargenau beschrieben,
daß wir das fragliche Blatt auf Anhieb wiedererkennen
können.

Aber die Analogie hat noch eine innere Ursache, und
die weist schließlich darauf hin, daß es Übereinstimmun-
gen zwischen einer durch Drogenmißbrauch bedingten
Depression und einer solchen psychogener Natur gibt.
De Quincey nahm zweifelsohne an, seiner „tiefsitzenden
und düsteren Melancholie" würde die schwermütige Persönlichkeit entsprechen, die hier im Bilde ihre Seufzer
„aus der Tiefe" ausgestoßen hatte. Er ging davon aus,
diese wären von Fieberphantasien hervorgerufen worden;
indessen dürften sie eher mit einer genuinen manisch-depressiven Disposition in Zusammenhang stehen. „Piranesi blieb diesen Gefängnissen mit einer solchen Hart-
näckigkeit verhaftet, daß wir ihren Ursprung auf der Tal-
sohle seines Wesens zu suchen haben – in jener melancholischen Veranlagung, die für ihn kennzeichnend ist"[21]. Er
war äußerst leicht erregbar; und hitzige Auseinanderset-
zungen mit Freunden konnten ohne weiteres in Hand-
greiflichkeiten ausarten. Einmal drohte er gar damit, einen Arzt umzubringen, von dem er meinte, er habe sich
nicht sorgfältig genug um eines seiner Kinder geküm-
mert, als es im Sterben lag.

Mitunter zog er sich vergrämt in die Einsamkeit zurück und rief Besuchern zu, Piranesi sei nicht da. Als junger Mann bevorzugte er zu Herzen gehende, trübsinnige
Schauspiele; und so zeichnete er dann auch nicht die Modelle in der Kunstakademie, sondern betrieb statt dessen
seine Studien an den Kranken und Verkrüppelten, die ihr
Elend in den italienischen Kirchen zur Schau zu stellen
pflegten. Die dunkle und mächtige Phantasie, der die aus-
gereifte und vollendete letzte Auflage der „Carceri" mit
den imposantesten Stichen, die je ein Mensch ersonnen
hatte, ihre Entstehung verdankt, war offenkundig depres-

siv[73]. Es gab in ihnen morbide Details, die an Meryons
schizophrene Radierungen erinnern (Abb. 22). Victor
Hugo spricht zu Recht von Piranesis „Schwarzem Hirn".
Der den Betrachter beängstigende und zutiefst verunsi-
chernde Effekt dieser Stiche wird am Ende noch dadurch
verstärkt, daß die mystische und phantastische Architektur so rational ist – die endlosen Treppenfluchten sind so-
lide gemauert und die Marterwerkzeuge technisch ein-
wandfrei. Es handelt sich hier um dasselbe Grauen, das
Edgar Allan Poe in seinen Opiumträumen widerfuhr und
das er so anschaulich in seinen Erzählungen dargestellt
hat – unter anderem in *Die Grube und das Pendel.*

Die gleiche Unbehaustheit im Raum evozieren M.C.
Eschers unheimliche Häuser, in denen der Blick nach allen Richtungen in die Irre geht und man nicht genau sagen kann, was drinnen und was draußen, was oben und
was unten ist (Abb. 13). Dieser Zeichner ist ein Muster-
beispiel dafür, daß man gar nicht psychotisch zu sein

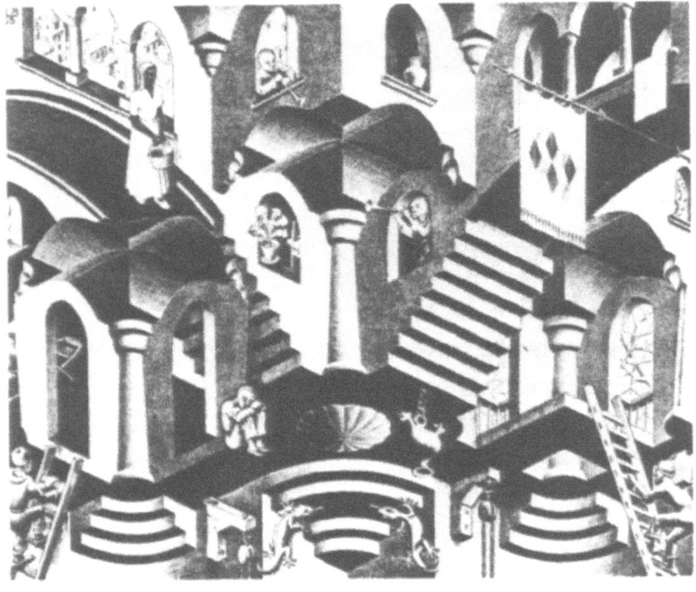

*Abb. 13. M.C. Escher, Hol en bol.
Absurde Architektur*

braucht, um absurde Kunst herzustellen. Der Umstand, daß er vermutlich ganz normal war und seine Mittel mit nordisch klarem Sachverstand eingesetzt hat, nimmt seiner Kunst nicht im geringsten ihren Schrecken.

Einer, der in unseren Tagen noch Opiummißbrauch getrieben hat, ist der Dichter und Zeichner Jean Cocteau, der Drogen nahm, um sich wieder ins seelische Gleichgewicht zu bringen. „Lieber eine künstliche Harmonie als gar keine." Sein Selbstportrait im *Journal d'une désintoxication* führt uns drastisch die Qualen einer Entziehungskur vor Augen (Abb. 14).

Das verhängnisvolle Interesse an anderen Narkotika als Opium und Alkohol hat ebenfalls Folgen für die Kunst gehabt, wenn diese Stoffe mit der Absicht konsumiert wurden, die Grenzen menschlicher Erfahrung auszuweiten und bisher unbekannte Regionen des Geistes zu erschließen. Bei Halluzinationen durch Rauschmittel geht die Schärfung der Sinneseindrücke mit einer Aufhebung jaglicher ihnen sonst auferlegter Grenzen einher. Die Wahrnehmung von Farben kann dabei eine taktile Qualität erhalten, und Laute können sich als Farben niederschlagen. Diese Synästhesie der Sinne gibt uns wichtige Aufschlüsse über das, was die Künste miteinander verbindet. Sowohl Rimbaud als auch Théophile Gautier, die Gründer des „Clubs der Haschischbrüder", haben erklärt, daß sie angesichts von Grün und Rot und Blau und Gelb jeweils Töne hören konnten. Gautier beschreibt die eigenartigen Eindrücke, die er auf einem „Trip" gesammelt hat: „Es war, als hätte ich mich in nichts aufgelöst – ich war weit weg und von meinem Ich entbunden, diesem lästigen Zeugen all dessen, was wir tun und treiben, der uns ohne Unterlaß auf den Fersen ist – so daß ich zum ersten Mal in meinem Leben in aller Klarheit Engel vor mir sehen konnte und Seelen, die ihrer leiblichen Hülle unlängst entstiegen waren."

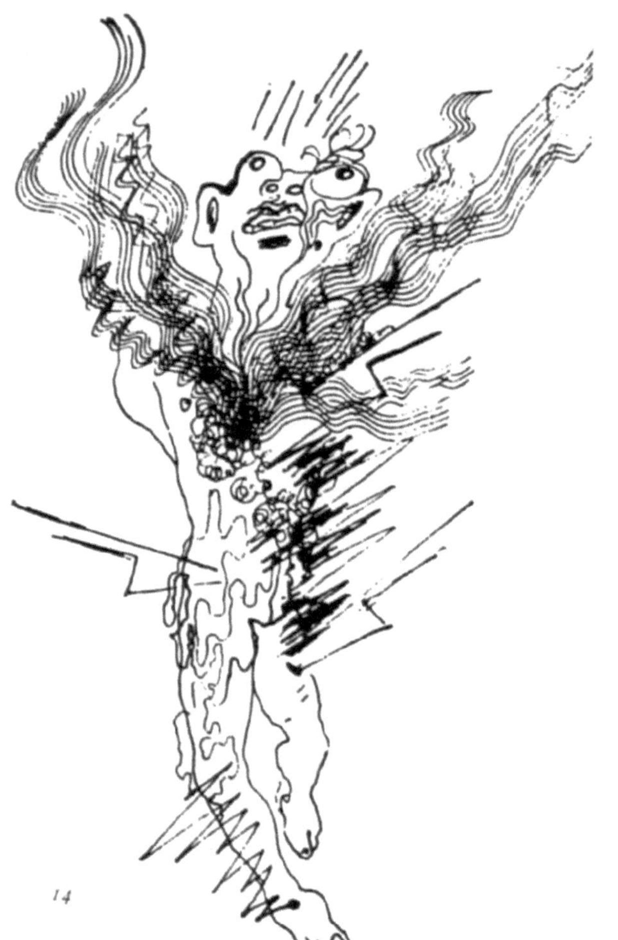

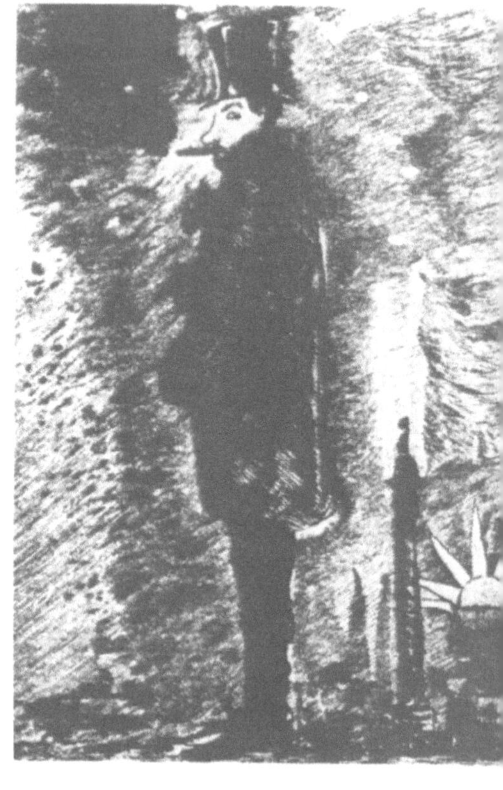

Abb. 14. J. Cocteau, Entgiftung. Die schmerzvollen Qualen einer Entziehungskur

Abb. 15. Ch. Baudelaire, Selbstportrait im Haschischrausch gezeichnet. Er ist „high" – „higher" als die Säule auf der Place Vendôme

Baudelaire erfuhr dieselbe intensive Steigerung seines Lebensgefühls – und war „high". Im Haschischrausch zeichnete er ein Selbstportrait, das sein Gefühl, über alles hinausgewachsen zu sein, sehr deutlich wiedergibt – er ist buchstäblich zweimal so groß wie die Säule auf der Place Vendôme (Abb. 15). Wenn er nüchtern war, litt er an Ekel und dem Gefühl der Leere. „Um uns von der

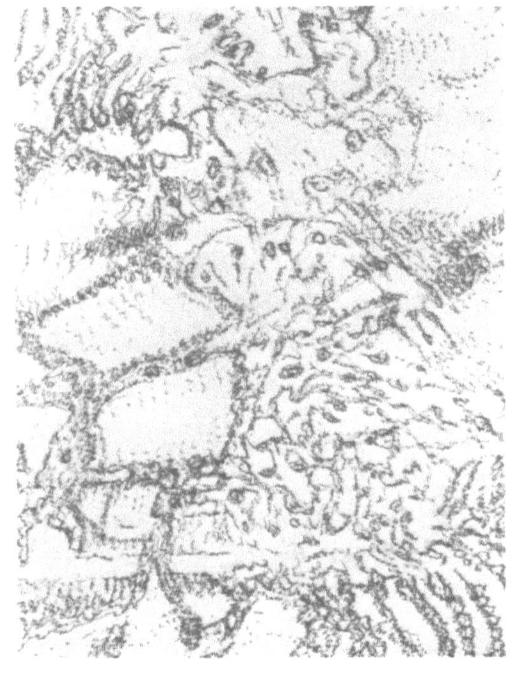

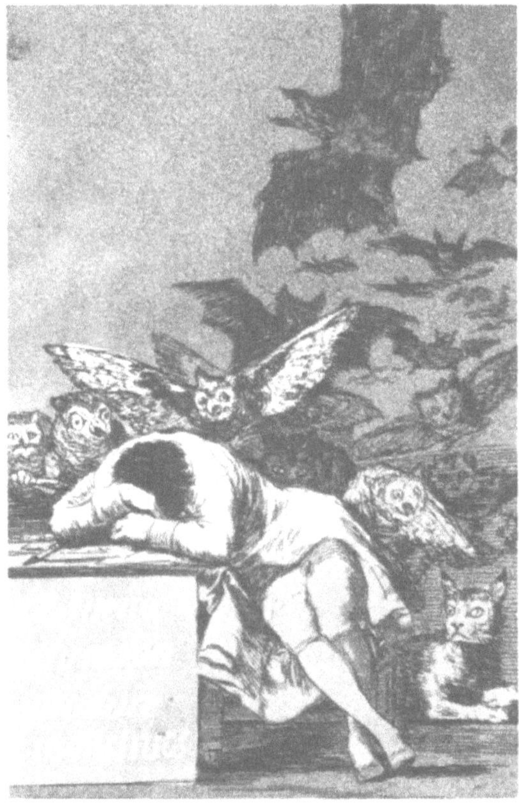

16

17

schrecklichen Last eines Daseins zu befreien, das unsere
Schultern niederdrückt und uns zu Boden zwingt, müssen
wir uns ständig berauschen."

Henri Michaux hat gedichtet und gemalt, wenn er unter dem Einfluß einer Droge stand, die Halluzinationen
hervorruft – Mescalin. Wir sehen auf diesen Bildern, wie
sich die äußere Welt durch den Rausch verändert und wie
sie mit Schreckensgestalten bevölkert wird (Abb. 16). Das
erinnert uns an einige Arbeiten Goyas, der sehr wohl
wußte, daß, „wenn die Vernunft sich schlafen legt, die
Monstren erwachen" (Abb. 17). Darüber hinaus aber ru-

*Abb. 16. H. Michaux,
Mescalinzeichnung. Die Außenwelt ist
voller wilder Tiere und Ungeheuer*

*Abb. 17. F. Goya bezeugt, daß die
Monstren erwachen, sobald der Verstand
in den Schlaf sinkt*

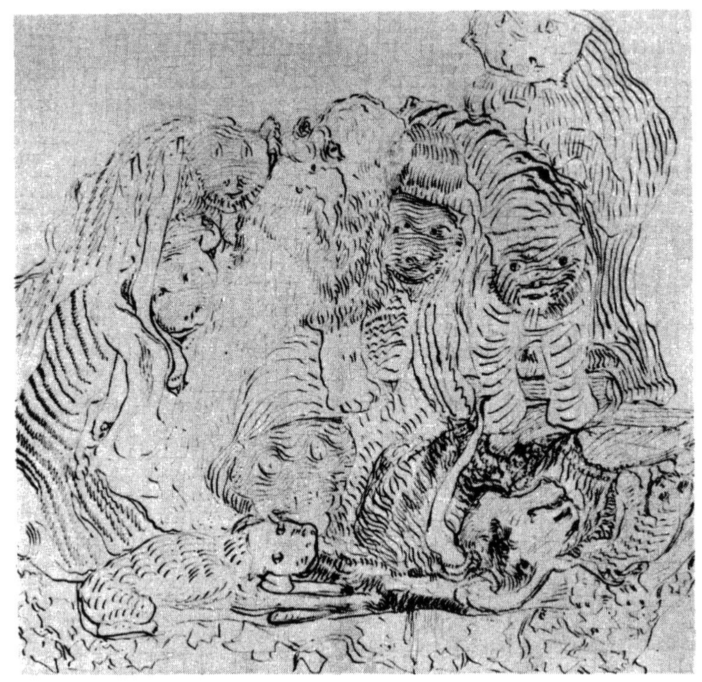

fen uns jene Mescalinzeichnungen vor allem die Werke von schizophrenen Künstlern wie Carl Hill ins Gedächtnis, was die enge Nachbarschaft von Geisteskrankheit und bestimmten Intoxikationen unterstreicht (Abb. 18).

Die künstlichen Paradiese – oder vielmehr Höllen – leiten uns auf natürliche Weise hinüber zu den psychischen Störungen. Ein Zwischenglied ist dabei jener Zustand, den wir alle schon einmal kennengelernt haben, nämlich die Verwirrtheit, wie sie von hohem Fieber hervorgerufen wird, wenn zirkulierende Zellgifte unsere Geistestätigkeit verwirren. Viele Künstler haben ihre Fiebergesichte in Wort und Bild festgehalten; in seinem

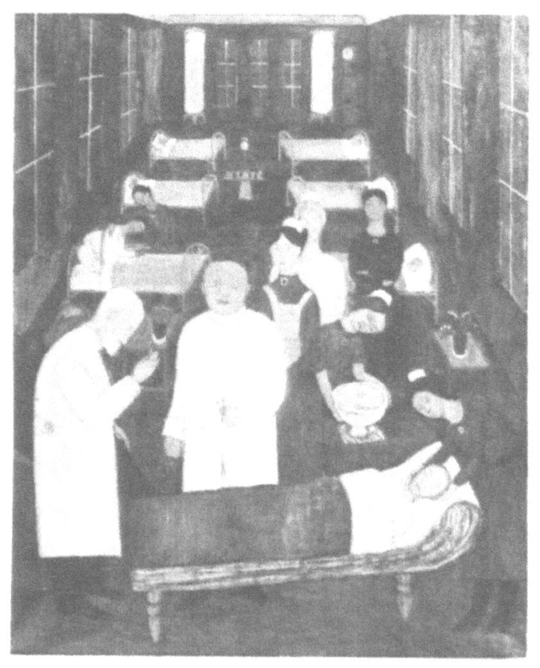

*Abb. 19. H. Linnqvist. Der Kranken-
haussaal vermittelt einen beängstigenden
Eindruck von Fieber und Leid*

Krankensaal läßt Hilding Linnqvist jene bedrückende
Karbolatmosphäre entstehen, in welcher Ärzte und
Schwestern wie in einem Traum auf Visite sind (Abb. 19).
Dabei fällt uns wieder ein, daß de Quincey überzeugt war,
Piranesis unwirkliche Gefängnisse müßten eine Ausge-
burt von Fieberphantasmagorien sein.

Neurosen und psychosomatische Störungen

Neurosen und psychosomatische Störungen sind deshalb
von speziellem Interesse für uns, weil sie die künstlerische
Produktivität des öfteren nachhaltig beeinflussen oder gar
ihre Quellen sind. Dabei unterliegen sie, was ihre Natur
und Intensität betrifft, erheblichen Abstufungen. In ihrer
schwächsten Form können sie aus einer fixen Idee beste-
hen oder aus einer übersteigerten Feinfühligkeit gegenüber ganz alltäglichen körperlichen Wahrnehmungen, die
dann sofort als Symptome einer Krankheit aufgefaßt werden. In einer weitaus ernsthafteren Form aber kann die
geistige Spannung zu realen physischen Beschwerden
führen wie Magengeschwüren oder Asthma. Mit ihrer äußerst reizbaren Sensibilität werden gerade die Künstler
von solchen Krankheiten heimgesucht. Dafür gibt es sowohl in der Literatur als auch in der bildenden Kunst und
der Musik eine Reihe von Beispielen.

Für die leichteren Fälle können wir auf den Maler Piet
Mondrian verweisen[43]. Dieser Pionier auf dem Gebiet der
puristischen abstrakten Kunst führte ein Leben, das von
übertriebener Exaktheit geprägt war; er war korrekt bis
hin zur Kleinkariertheit. Seine neurasthenische Pedante-
rie war kennzeichnend für alles, was er tat. So tanzte er
gern und nach allen Regeln der Kunst; aber seine Bewegungen waren hölzern und eckig. Er hielt sein Atelier
peinlich sauber, nirgendwo war das geringste Staubkörn-
chen zu sehen, alles war strahlend weiß, aufgeräumt und
auf Hochglanz poliert. Dieser Zug seines Wesens war

dann auch bestimmend für seinen künstlerischen Ausdruck. Seine Farben waren absolut rein und beschränkten sich auf die Grundfarben des Spektrums, Rot, Gelb und Blau. Es kommt einem vor, als sei er – wenn er dann schon einmal Schwarz und Weiß zu einem anheimelnden Grau gemischt hatte – nahezu betroffen darüber gewesen, daß er sich zu einem derart kühnen und abenteuerlichen Schritt hatte hinreißen lassen.

Die streng angelegten vertikalen und horizontalen Linien sind subtil komponiert und nach einem geheimnisvollen Prinzip verteilt, wobei die Rechtecke mit Bedacht und in einer transzendentalen Harmonie, die nur ihm allein zugänglich war, im Gleichgewicht gehalten werden; er war fest davon überzeugt, uns eine ganz besondere Botschaft zu übermitteln. Bei Jonathan Swift war der Reinlichkeitsfanatismus zu einer Zwangsvorstellung gesteigert, die ihm einen intensiven Ekel vor dem menschlichen Körper und seinen Ausdünstungen verursachte – so wie es in *Gullivers Reisen* heißt: „Sobald ich das Haus betreten hatte, nahm mich meine Frau in die Arme und küßte mich; da ich so viele Jahre nicht mehr daran gewöhnt gewesen war, von diesem widerlichen Tier berührt zu werden, fiel ich in eine Ohnmacht, die beinahe eine Stunde anhielt. ... während des ersten Jahres konnte ich nicht ertragen, daß meine Frau oder meine Kinder in meine Nähe kamen, ihr bloßer Geruch war unausstehlich."

Gustav Mahlers Grauen vor dem Sterben und seine Hoffnung auf ein Leben nach dem Tode, die wie eine mächtige Strömung sein Werk bestimmten, sind auf einen medizinischen Auslöser zurückzuführen[13]. Ein Arzt hatte bei einer gelegentlichen Herzuntersuchung ein harmloses Nebengeräusch wahrgenommen und die Diagnose gestellt: „Doppelseitiger, angeborener, obwohl kompensierter Klappenfehler."

Diese Entdeckung hatte schwere Folgen für Mahlers
Leben und war von entscheidender Bedeutung für sein
Werk. Seine Frau Alma erzählt: „(Der Doktor) sagte fast
heiter (wie die meisten Ärzte, wenn sie eine Todeskrank-
heit diagnostizieren): ,Na, auf dieses Herz brauchen Sie
aber nicht stolz zu sein!' Und mit diesem Befund begann
das Ende Mahlers. ... Furchtbar, fast unverständlich
groß, war die Wirkung der Worte des Arztes auf Mahler
gewesen." Ein bewegendes Beispiel dafür, wie ein gedan-
kenloser Arzt einem empfindsamen Patienten allein schon
mit Worten Schaden zufügen kann. Mahlers Arzt nun
meinte es zwar gut, richtete aber noch mehr Schaden an,
als er dem Komponisten eine durchgreifende Änderung
seiner Lebensführung nahelegte; sie hielt den Patienten
fortan davon ab, sich seinen liebgewonnenen Gewohnheiten zu widmen. „Nicht Bergsteigen, nicht Radeln, nicht
Schwimmen, ja er empfahl, unglaublich kurzsichtig, diesem an Sport gewöhnten Manne eine Terrainkur, um sich
an das ,Gehen' zu gewöhnen? Erst fünf Minuten, dann
zehn Minuten und so langsam steigernd, bis man sich ans
Gehen *gewöhnt*."

Eine derartige Verordnung hätte jeden verunsichert
(heute rät man ausdrücklich zu körperlicher Aktivität);
aus Mahler aber machte sie einen ängstlichen Hypochonder. Alma hat seine neurasthenische Reaktion beschrieben: „ ... wir zitterten beide um Mahlers Herz. Seit wir
wußten, daß er einen doppelseitigen Klappenfehler hatte,
hatten wir einfach Angst vor allem. Er blieb fortwährend
stehen, wenn wir einen Spaziergang machten, und zählte
die Pulsschläge. Oft am Tage bat er mich, die Herztöne zu
hören, ob sie rein klängen, erregt seien oder ruhig. ...
Mahler hatte nun einen Schrittzähler in der Tasche, er
zählte Schritte und Pulsschläge, und sein Leben war eine
Tortur für ihn geworden."

Kurz zuvor hatten die Eheleute ihre kleine, innigst geliebte Tochter verloren, und Mahler wäre daran fast zerbrochen: „Dieser Sommer, voll Kummer um das verlorene Kind, voll Sorgen um Mahlers Gesundheit, war der schwerste und traurigste, den wir erlebt hatten und zusammen erleben sollten. Alles, jeder Ausflug, jeder Versuch, sich abzulenken, mißlang. Das einzige, was ihn rettete, war die Arbeit." Bei dieser fand Mahler Trost in seiner Trauer und eine Zuflucht vor seiner Angst.

Halten wir uns dies jetzt alles vor Augen, und hören wir dabei *Das Lied von der Erde*, das zu jener Zeit entstanden ist, dann sind unsere Herzen voll Mitleid mit diesem großen Komponisten – aber auch voll froher Dankbarkeit dafür, daß es ihm gegeben war, seinen Kummer in so herrliche Musik umzusetzen – in eine Musik mit persönlichen nachgerade intimen Akkorden und Tonfolgen.

Marcel Prousts Aufgeschlossenheit für die nebensächlichsten Details des Alltags und seine ausgeprägte und wache Erinnerung daran bilden den Ausgangspunkt für seinen großen autobiographischen Roman *Auf der Suche nach der verlorenen Zeit*, sind aber auch für seine – sofern es sich um körperliche Empfindungen handelte – neurotischen Anlagen verantwortlich. Seit seiner Kindheit litt er an einem allergischen Asthma. Diese permanente Unpäßlichkeit bereitete seinen Eltern allerhand Kummer. Die Erfahrung ständiger ärztlicher Betreuung und Überwachung weckte bei Proust ein lebhaftes Interesse an Krankheiten und stattete ihn mit einer Reihe jener Metaphern aus, die so charakteristisch sind für seinen literarischen Stil. Sie zeugen von verblüffenden Kenntnissen in medizinischen Fragen: „Er aber gab nicht nach wie ein Chirurg, der bei seinem Eingriff nur das Ende eines Krampfes abwartet (welcher die Aktion vorübergehend unmöglich macht), sich aber nicht davon abbringen läßt."

Nachdem Prousts Mutter, an die er eine enge, infantile Bindung besessen hatte, gestorben war, zog er sich allmählich vom gesellschaftlichen Leben zurück und brach seine sozialen Kontakte ab. Das Asthma verschlimmerte sich, so daß er die Dosen seiner ohnehin schon starken Medikamente – Opium, Veronal und Heroin – noch erhöhen mußte, um sich Linderung zu verschaffen. Er ging am Ende so weit, daß er sein Schlafzimmer mit Kork verkleiden ließ, um gegen jegliches Geräusch von außen abgeschirmt zu sein. Immer größere Teile seines Tagesablaufs verlegte er in die Nacht, und so kam sein gewaltiger Roman auf eine gleichsam autonome Art und Weise im Zuge langer Arbeitsstunden im Schlafgemach zustande; wegen seiner schwankenden Gesundheit war er ununterbrochen in Sorge, er könnte sein Werk nicht vollenden.

Proust selbst sagt, daß „alles, was in dieser Welt Bedeutendes geschaffen wurde, von Neurotikern stammt. Sie haben unsere Meisterwerke komponiert. Wir erfreuen uns ihrer wunderbaren Musik, ihrer herrlichen Gemälde und ihrer tausenderlei kleinen Köstlichkeiten, ohne einen Gedanken darauf zu verschwenden, was diese ihre Schöpfer an schlaflosen Nächten, Wunden, Asthma und Krämpfen gekostet haben – und im ärgsten Fall an Todesangst.“ Als der Tod dann eines Tages wirklich vor der Tür stand, kommentierte Proust dies mit den Worten: „Eine Fremde hat sich in meinen Körper eingeschlichen – und ich wundere mich über ihren Mangel an Schönheit; dabei habe ich mir den Tod stets als schön vorgestellt! Wie sollte er uns sonst auch überwinden können?“

George Pickering äußert in einem Essay über Krankheit und Kreativität die Vermutung, daß Proust – sobald er sich darüber klar geworden war, wie sehr das Schreiben Einsamkeit erfordert – in seiner Krankheit Schutz gesucht habe, um dort jene Abgeschiedenheit zu finden, die notwendig ist für eine übermenschliche Anstrengung[51].

Flaubert war vermutlich in eine ähnliche Bedrängnis
geraten, als ihn sein Vater zum Jurastudium in eine fremde Stadt gesandt hatte: seine Unlust und sein Widerwille,
nebst dem Trost, den er im Trinken suchte, aktivierten
seine Epilepsie, woraufhin er nach Hause zurückkehren
durfte – in jene Atmosphäre des Träumes und des Bücher-
lesens und -schreibens, das seine Leidenschaft war. Nach
dem Tod des Vaters und nachdem seine epileptischen Anfälle die gewünschte Wirkung gezeitigt hatten, wurden sie
seltener.

Wie sich eine Neurose zu einer mentalen Obsession
auswachsen kann, zeigt der schwedische Naturforscher
und Theologieprofessor Samuel Ödman, einer der Lieb-
lingsschüler Linnés. Er hatte eine solche Angst davor,
sich zu erkälten, daß er schon bei dem bloßen Gedanken
an Zugluft zu frösteln begann. Er gibt selbst zu, daß
„Dein ansonsten gescheiter Freund halbwahnsinnig wird,
wenn er nur den Türknauf in die Hand nimmt".
Um keinerlei Risiko einzugehen, legte er sich im Alter
von 43 Jahren ins Bett, wo er 40 Jahre lang blieb, bis man
ihm 1829 die sicherste aller Ruhestätten bereitete (Abb.
20). Erik Gustaf Geijer schreibt, daß sich Ödman „lediglich in seiner Jugend im Schoße der Natur aufhielt. Er
nahm ihr Bild mit sich in jene vier Wände, die daraufhin
seine Welt umgrenzten – und bewahrte es so frisch und lebendig, als hätte er es gestern erst erhalten…".
Ödmans kontemplatives Dasein bildete eine günstige
Voraussetzung für seine umfangreiche literarische Produktion und seine ausgedehnte Korrespondenz; von seinem bescheidenen Schlupfwinkel aus hatte er großen Einfluß auf die internationale Wissenschaft.

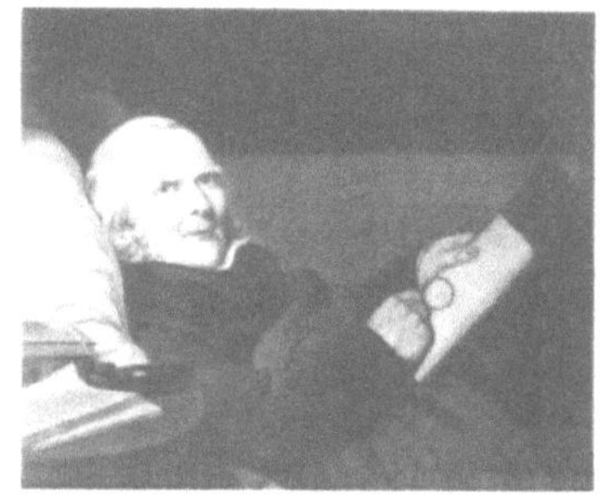

*Abb. 20. J.G. Sandberg, Samuel Ödman.
Um sich vor Zugluft und Erkältung
zu schützen, hat der neurotische Autor –
gut eingepackt in Morgenrock und
Decken – 40 Jahre in seinem Bett
verbracht*

Geisteskrankheiten

Die verwirrten Seelen besänftigt das Wort.

Horaz

Die Beziehungen zwischen Geisteskrankheit und Kreativität sind so komplex, daß sie eine selbständige Fachrichtung mit einer reichhaltigen Literatur hervorgebracht haben. Ich werde mich im folgenden auf einige Musterfälle konzentrieren.

Geisteskrankheit hat einen tiefgreifenden Einfluß auf die schöpferische Tätigkeit. Von Geisteskranken angefertigte Bilder haben uns bereits wichtige Aufschlüsse über verschiedene Formen von Psychosen gegeben und können manchmal sogar zum Stellen der Diagnose beitragen. Außerdem kann künstlerische Betätigung – also Dichtung, Malerei und Musik – einen günstigen therapeutischen Effekt haben[4]. Beispielsweise gibt es Leidenszustände, in denen der Patient durch seine Krankheit in sich gekehrt und abgestumpft ist – unfähig, in Kontakt mit seinen Mitmenschen zu treten. Wenn solch ein Patient dazu gebracht werden kann zu zeichnen, zu malen oder zu musizieren, läßt sich jene Trennwand niederreißen, so daß er wieder Verbindung zu seiner Umwelt aufnimmt – eine Veränderung, die der Betreffende als große Erleichterung empfindet. Wir sehen hier eine der Parallelen zwischen psychiatrischer und normaler Kunst – denn auch bei dieser ist eine der wichtigsten Antriebskräfte des Künstlers sein Bestreben, eine Brücke zu seinen Mitmenschen zu schlagen, sich das Gefühl zu verschaffen, mit ihnen zu kommunizieren, und sich durch sein Schaffen von seinen Sorgen zu befreien.

Ein Beispiel[1]: Völlig isoliert in ihrer Apathie hatte eine Frau keinerlei Berührung mit ihrer Umgebung. Als man ihre Papier und Bleistift gab, kritzelte sie etwas hin, das nicht ohne weiteres zu enträtseln war. Nach fachkundiger Meinung aber hatte sie sich selbst dargestellt: hin- und hergerissen zwischen bizarren Gestalten, die sie in ihren Wahnvorstellungen gesehen hatte. Sie zeichnete weiter und konnte schon auf dem nächsten Bild sowohl sich als auch die bösen Geister, die sie bedrängten, deutlicher umreißen.

Ein Patient, der auf diese Weise dazu gebracht werden kann, seinem Arzt zu eröffnen, was in seinem Innern vor sich geht, ist meist auch zugänglicher für eine Behandlung. Auf dem letzten Blatt hat sich die Frau selbst portraitiert, wobei sie ihr Antlitz zur Hälfte eingeschwärzt hatte, etwas, das bei Patienten mit Schizophrenie, an der auch sie litt, häufig vorkommt. Der Patient hat selbst das Gefühl einer Spaltung seines Bewußtseins und illustriert dies durch die Halbierung seines Gesichts. Die Zeichnung jener Frau hat große Ähnlichkeit mit manchen Köpfen Picassos und gibt uns einen Einblick in die sonst undurchschaubaren Wechselbeziehungen der menschlichen Gemütsregungen (Abb. 21 a – c).

Viele bewunderte Künstler waren bekanntermaßen geisteskrank, und zwar häufiger schizophren als manisch-depressiv.

Der romantische Dichter Friedrich Hölderlin, der die griechische Literatur außerordentlich schätzte, besang in formvollendeten musikalischen Versen jene antiken Ideale, die er in seiner eigenen Gegenwart vermißte.

Nachdem er bereits verschiedentlich Anwandlungen von Depression gezeigt hatte – Goethe fand ihn ein wenig melancholisch und morbide – , wurde er im Alter von 32 Jahren krank, wobei er Symptome aufwies, wie sie cha-

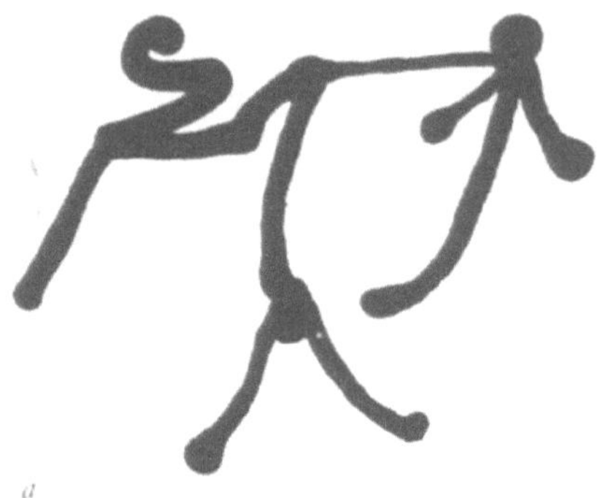
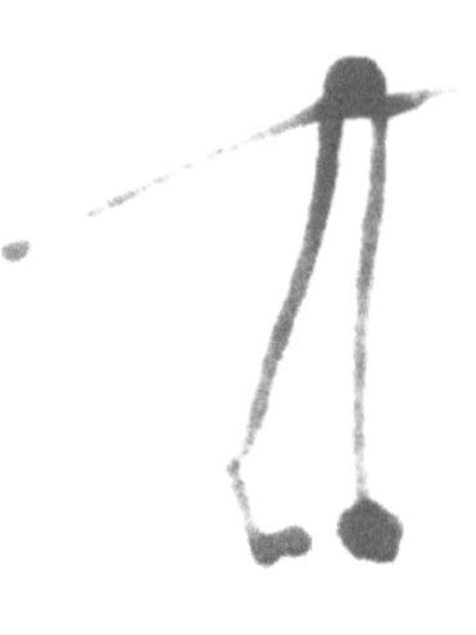

rakteristisch sind für katatonische Schizophrenie und die eine erhebliche Auswirkung auf sein gesamtes Œuvre haben sollten. Dabei hatte er schon früher eine gewisse Neigung zu dieser Krankheit spüren lassen: so legte er abwechselnd ein Hochgefühl wie im Größenwahn des Paranoikers an den Tag, dann wieder Unsicherheit und Selbstverachtung.

Er meinte, jener Auserwählte zu sein, der mit seiner Poesie den Geist der Klassik in das deutschen Volke bringen könnte:

Doch uns gebührt es, unter Gottes Gewittern,
Ihr Dichter! mit entblößtem Haupte zu stehen
Des Vaters Strahl, ihn selbst mit eigner Hand
Zu fassen und dem Volk ins Lied
Gehüllt die himmlische Gabe zu reichen.

Dennoch mißtraute er seinem Vermögen, der gewaltigen Sendung gewachsen zu sein; er fürchtete, zu hoch gezielt zu haben: „Weh mir", und wähnt sich von den Göttern verlassen.

Ein zusätzliches Zeichen ist – wenn auch weniger deutlich artikuliert – seine Fremdheit unter den Menschen:

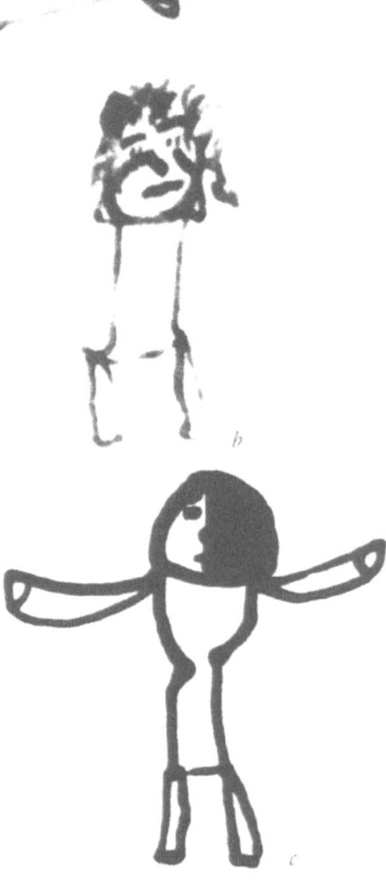

Abb. 21 a–c. Schizophrene Zeichnungen einer halluzinierenden Patientin.
(a) Schwer zu interpretierende Darstellung einer Halluzination. (b) Als sich ihr Zustand gebessert hat, ist es der Patientin möglich, ihre Halluzination eines furchterregenden Monsters deutlicher zum Ausdruck zu bringen. (c) Die Spaltung des Bewußtseins macht sich in der Halbierung des Gesichts bemerkbar

Er hegte aber eine innerliche, gleichsam schwärmerische Zuneigung zu einer jungen Bankiersgattin, für deren Kinder er als Erzieher angestellt war. *Diotima*, wie er sie unter Anspielung auf Platons *Gastmahl* genannt hat, erwiderte seine Gefühle – ihre Briefe zeugen auf ergreifende Weise von der Reinheit und Intensität ihrer Liebe. Sie wurde seine Inspiration und in den 4 Jahren, da seine Dichtung ihrer Vollendung und Reife zustrebte, auch seine Muse.

Aber wir, zufrieden gesellt, wie die liebenden Schwäne,
Wenn sie ruhen am See, oder, auf Wellen gewiegt
Niedersehn in die Wasser, wo silberne Wolken sich spiegeln,
Und ätherisches Blau unter den Schiffenden wallt,
So auf Erden wandelten wir. Und drohte der Nord auch,
...

"Der Nord" war in seinen Augen die Gefahr, der ihr Glück beständig ausgesetzt war, denn es war ja zerbrechlich: eines Tages würden sie sich trennen müssen.

Nach dem Rauswurf durch den Ehemann wurde Hölderlins Leben heil- und wurzellos:

...

Aber das Haus ist öde mir nun, und sie haben mein Auge
Mir genommen, auch mich hab' ich verloren mit ihr.
Darum irr' ich umher, und wohl, wie die Schatten, so muß ich
Leben, und sinnlos dünkt lange das Übrige mir.

Dieser Zustand dürfte von seiner jetzt plötzlich ausbrechenden Geisteskrankheit nicht zu trennen sein. Eine Anstellung als Hauslehrer in Südfrankreich gab er überstürzt auf, und nach einigen Monaten ziellosen Umherreisens kehrte er in sein Elternhaus zurück. Seine Mutter und seine Schwester waren entsetzt und zutiefst erschrocken über sein Aussehen – er war körperlich und seelisch verfallen, schmutzig und ungepflegt und wie ein Bettler gekleidet. Sein Verstand war verwirrt, seine Augen hatten einen wilden Blick, und er schockierte die Nachbarn mit Tobsuchtsanfällen.

Er kam dann für kurze Zeit in eine Heilanstalt und – als er ruhiggestellt war – zu einer Tischlersfamilie, bei der er in gänzlicher Zurückgezogenheit noch mehr als 30 Jahre lang bis zu seinem Tode gelebt hat.

Die Hölderlin kannten, hatten keinen Zweifel an der Art seiner Krankheit, welche auch von einem Arzt diagnostiziert worden war. Nachdem man in unseren Tagen aber die romantische Ansicht aufgegeben hat, daß eine seelische Erkrankung eine wertvolle geistige Bereicherung für einen Schriftsteller sein kann, hat man – in dem Bestreben, einer vermeintlichen Herabwürdigung des Dichters durch die Annahme seiner Verwirrtheit aus dem Wege zu gehen – die alte Diagnose in Frage gestellt und Hölderlins Verhalten lediglich als Reflex einer schweren Depression erklärt. Dabei war man allerdings gezwungen, die unleugbaren Symptome seiner voll ausgebildeten und fortschreitenden schizophrenen Psychose unterzubewerten oder gar hinwegzuargumentieren.

Interessant ist, daß der Dichter wie das nicht selten bei kreativen Menschen geschieht, sich selbst über sein Leiden und dessen mögliche Folgen durchaus im klaren war. Schon bevor sich die ersten deutlichen Anzeichen bei ihm bemerkbar gemacht hatten, hatte er eine Vorahnung dessen, wie sich seine Psyche und seine Poesie einmal verändern würden – wir begegnen dem zunächst bei einem schizophrenen Traumbild in *Hyperions Schicksalslied*:

Ihr wandelt droben im Licht
Auf weichem Boden, seelige Genien!

...

Doch uns ist gegeben,
Auf keiner Stätte zu ruhn,
Es schwinden, es fallen
Die leidenden Menschen
Blindlings von einer
Stunde zur andern,
Wie Wasser von Klippe
Zu Klippe geworfen,
Jahr lang ins Ungewisse hinab.

In *Mnemosyne* registriert er selbst zwei Symptome –
seine Gefühlskälte und seine Alienation:

Ein Zeichen sind wir, deutungslos
Schmerzlos sind wir und haben fast
Die Sprache in der Fremde verloren.

Niemals ist die schizophrene Ungewißheit des eigenen
Ichs, der Gedanke, daß man sich selbst immer ein Fremd-
ling bleibt, schöner ausgedrückt worden als hier.

Hölderlins Krankheit beeinträchtigte seine Poesie im
selben Maße, wie sie sein ganzes Wesen und sein Gebaren
prägte. Gewiß, seine Dichtung erreichte in den folgenden
Jahren ihren Höhepunkt; doch danach erlahmte infolge
seiner wachsenden seelischen Verarmung jede Schaffenskraft, und am Ende brachte er gar nichts mehr zustande.
Die große Zusammenschau und die tiefe Empathie lösten
sich auf und verschwanden.

Die kurzen Gedichte und Fragmente, die gelegentlich
noch entstehen – meist als Geschenke für Besucher hinge-
kritzelt – , werden von seinem ausgeprägten Naturgefühl

und seinem untrüglichen Gespür für Rhythmus und Sprache getragen.

„Sie glitzern", sagt Erik Blomberg, „wie klare, reine Regentropfen nach einem Gewitter, voll des unendlichen Lichts – eine Harmonie und ein Friede jenseits allen Verstandes, womöglich *weil* sein Verstand längst geopfert war." Hölderlin signierte diese Gebilde mit anderen Namen – zum Beispiel „Schardanelli" – und datierte sie auf verschiedenen Jahrhunderte – auch ein Symptom der Schizophrenie. Es ist bekannt, daß er stundenlang am Fenster sitzen konnte, tief in die Betrachtung der Natur versunken.

Wenn auf Gefilden neues Entzücken keimt
Und sich die Ansicht wieder verschönt und sich
An Bergen, wo die Bäume grünen,
Hellere Lüfte, Gewölke zeigen,

O! welche Freude haben die Menschen! froh
Gehn an Gestaden Einsame, Ruh und Lust
Und Wonne der Gesundheit blühet,
Freundliches Lachen ist auch nicht ferne.

Welch ein unauslöschlicher Eindruck: der einsame, in sich verschlossene Dichter, der sich über die Heiterkeit von Fremden freut.

Mit den großen Oden, den *Hymnen an die Nacht*, die kurz nach dem Ausbruch seiner Krankheit entstanden und sicherlich von ihr beeinflußt sind, tritt Hölderlin in den Kreis der wichtigen Neuerer ein. Als Beispiel wählen wir die visionärste, jene auf Patmos, die griechische Insel, auf der Johannes, der Lieblingsjünger Jesu, seine Offerbarung empfing:

Nah ist
Und schwer zu fassen der Gott.
Wo aber Gefahr ist, wächst
Das Rettende auch.
Im Finstern wohnen
Die Adler und furchtlos gehn
Die Söhne der Alpen über den Abgrund weg
Auf leichtgebaueten Brücken.
Drum, da gehäuft sind rings
Die Gipfel der Zeit, und die Liebsten
Nah wohnen, ermattend auf
Getrenntesten Bergen,
So gib unschuldig Wasser,
O Fittiche gib uns, treuesten Sinns
Hinüberzugehn und wiederzukehren.

In dieser neuen Poesie geht auch Hölderlin „über den Abgrund weg auf leichtgebaueten Brücken", und es wundert einen nicht, daß sie daher unterschiedlich aufgenommen und beurteilt worden ist. Anfangs hielt man sie für literarisch wertlos und ihre sprachlichen Eigentümlichkeiten für das Echo seiner Krankheit. Einer nannte das Ganze eine klumpige Masse von Wörtern in einem Satzbrei — alles miteinander kam ihm wie sinnloses Gestammel vor.

In der ersten Hälfte unseres Jahrhunderts trat dann jedoch eine grundlegende Umwertung ein: der Text gilt nun nicht länger als „sinnlos", sondern statt dessen als „leidenschaftlich" und „ungemein beeindruckend". Nach den Worten eines der enthusiastischsten Interpreten[41] erreicht Hölderlins Meisterschaft erst, als er ein kranker Mann ist, ihre eigentliche Originalität und Durchschlagskraft. „Die von vulkanischen Eruptionen emporgeschleuderte Sprache, sich in ihrem Duktus bald aufbäumend und dann wieder in schwindelerregender Abgründigkeit niedersenkend, ist ein volltönender Ausdruck ei-

ner neuartigen grenzenlosen Schaffensfreude. – ‚Patmos‘
... besitzt eine überwirkliche Klarheit von seltener Ein-
dringlichkeit; und wenn es dunkel erscheint, dann nur
deswegen, weil es blendet. ... es ist in der erschreckenden
Nähe des Wahnsinns entstanden – nicht von ihm erfaßt,
wohl aber unter seiner Vorahnung erzitternd.“

Die Annahme, daß ein Zusammenhang zwischen der
Leistung dieses Lyrikers und seiner geistigen Umnachtung besteht, wird auch von dem Umstand erhärtet, daß
beide sich parallel entwickeln. Erst nachdem seine Krankheit ausgebrochen ist, wird auch der Ton seiner Dichtung
erregter und „leidenschaftlich“; und als seine seelische
Verarmung schließlich fortschreitet, werden auch seine
Verse allmählich einfach und naiv.

Ohne Zweifel sind es die bizarre Sprache und die schizophrenen Traumbilder – von denen es zur Psychose
nicht mehr weit ist – , die diesem bedeutenden Werk seine
unwiderstehliche Suggestivität und dieser Poesie ihren
unverwechselbaren Charakter gegeben haben.

Dabei ist hervorzuheben, daß es von Anfang an die
Geisteskrankheit – oder zumindest der schizophrene Zug
im Werke – eines überragenden Dichters war, welche die
ganze Entwicklung der Verskunst hin zu größerer sprach-
licher Unabhängigkeit geführt hat, hin zu jenen faszinierenden Bildern, die nicht mehr der konventionellen
Logik unterliegen. Bei der Lektüre der Gedichte Hölderlins kommt es einem bisweilen vor, als läse man moderne
Lyrik. Auch hier sind die Metaphern, obzwar schön, so
doch häufig kaum verständlich; erst bei mehrmaligem re-
flektiertem Lesen können sie uns neue und ungeahnte
Wahrheiten offenbaren.

Eingedenk der Lebensweise einiger späterer Dichter
muß man sich allerdings fragen, ob es nicht anstelle von
Geisteskrankheit auch Alkohol gewesen sein kann, der sie
in jenen Zustand versetzt hat, in dem sich die sprachlichen

Gewohnheiten verändern. Hat nicht Coleridge einge-
räumt, daß er den Palast des Kublai Khan in einem
Opiumrausch erblickt hätte? Und waren nicht Michaux'
ausgesprochen schizophrene Zeichnungen in einem Mes-
calinrausch entstanden?

Einer der führenden Graphiker des vorigen Jahrhunderts, Charles Meryon, wurde schizophren und machte alle Stadien dieser Krankheit bis zu seinem Zusammenbruch durch[39]. In seiner berühmten Serie der *Pariser Radierungen* verfügen wir über die seltene Möglichkeit, den
gesamten Krankheitsverlauf mit seinen Auswirkungen
auf die Herstellung eines Œuvres verfolgen zu können.
Schon in den Bildern, die den eklatanteren Symptomen
von Meryons Krankheit vorangegangen sind, kann man
das Schizophrene seiner Persönlichkeit erkennen – was
dann auch ihre ungewöhnliche Faszination hervorruft.
Victor Hugo spürte das: „Wir finden in Meryons Werk einen Hauch des Übersinnlichen; seine Radierungen sind
mehr als nur Bilder: sie sind Visionen; seine Blätter strahlen und leben ihr eigenes Leben." Seine suggestivsten Arbeiten schuf Meryon, nachdem bereits die ersten unüber-
sehbaren Anzeichen seiner Krankheit aufgetaucht waren.
Die wunderbare Radierung *Das Leichenschauhaus* (Abb. 22)
zeigt eine finstere Gegend in Paris und mit morbiden
Details – darunter, wie ein Ertrunkener aus der Seine gefischt wird. Am Ende mußte Meryon in eine Anstalt ein-
gewiesen werden, und dann verkam seine Kunst –
dennoch hatte er hin und wieder lichte Momente. In einem von ihnen schuf er *Das Marineministerium* (Abb. 23),
ein Blatt, auf dem sich seine frühere Größe noch einmal in
der Darstellung einer imposanten Architektur zeigt, während seine verwirrte düstere Phantasie die Ungeheuer
aufsteigen ließ, die er am Himmel zu sehen meinte, allego-
rische Figuren, deren Geheimnisse in der autistischen, in

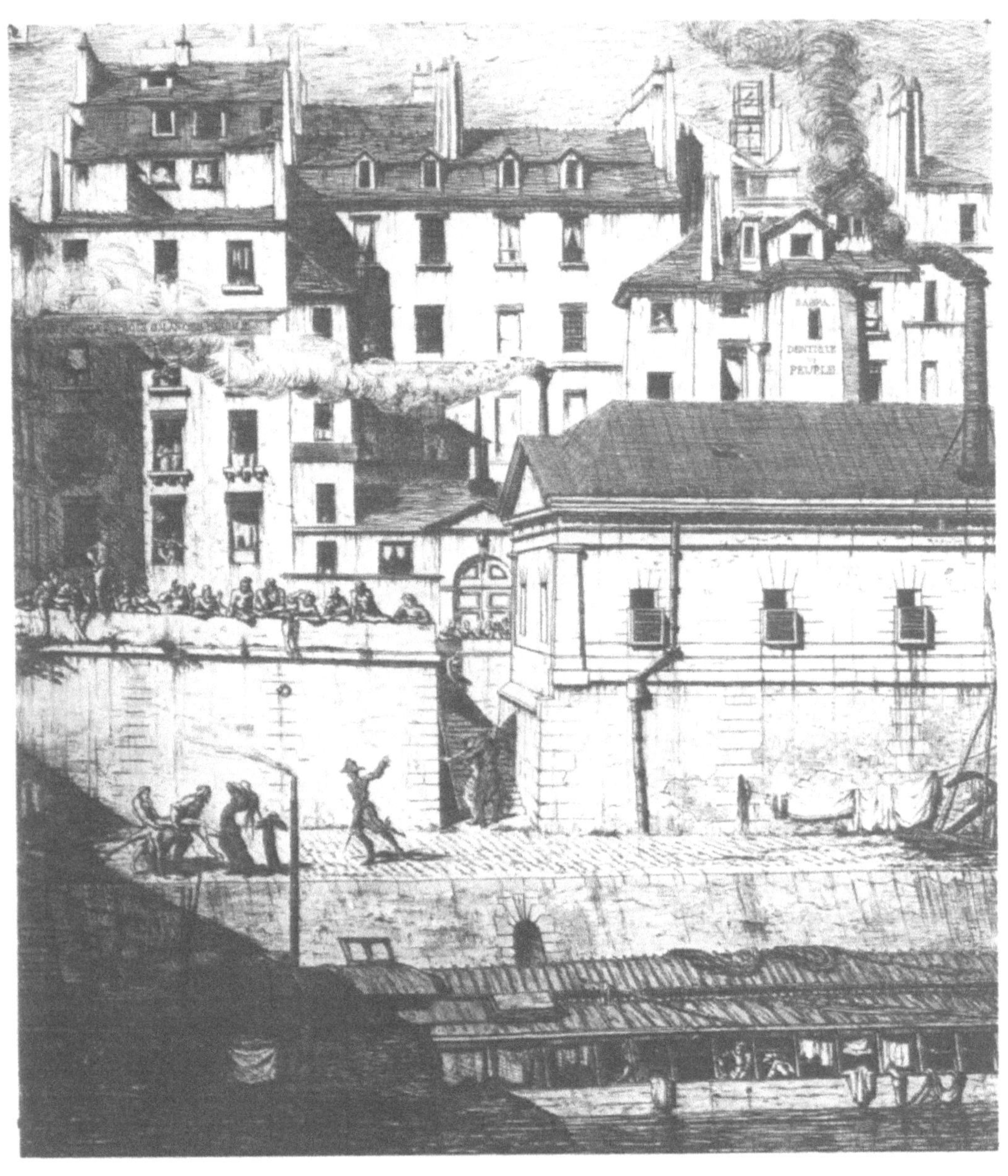

Abb. 22. Ch. Meryon, Das Leichenschauhaus. Morbide Details wie die Szene, in der ein Ertrunkener aus der Seine gefischt wird, weisen auf eine schizophrene Persönlichkeit hin

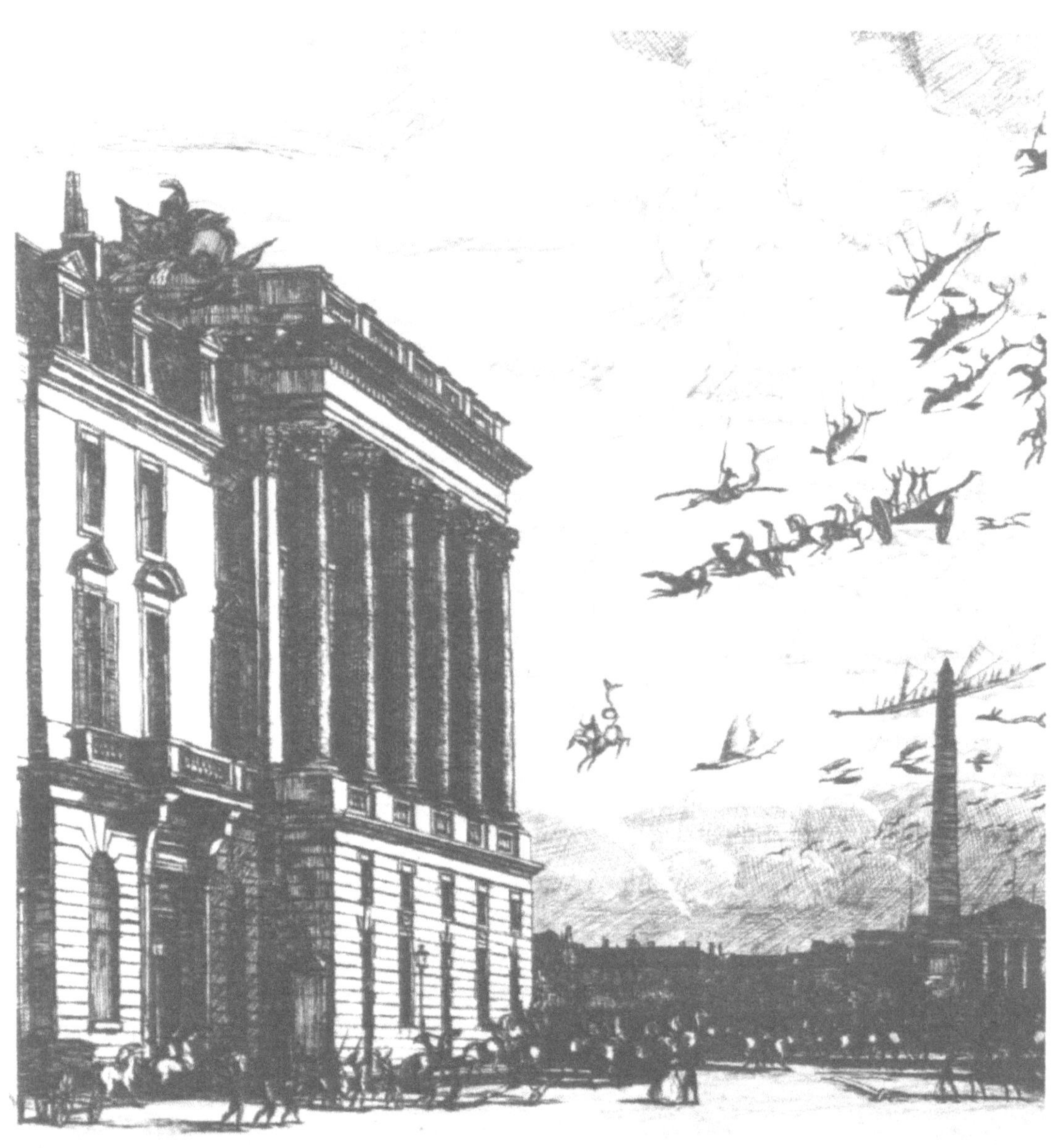

Abb. 23. Ch. Meryon, Das Marineministerium. Bei voll ausgebildeter Schizophrenie stellt der Künstler die Ungeheuer dar, die er am Himmel sieht

sich verschlossenen, geistesgestörten Psyche des Künstlers verborgen sind.

Bei einem prominenten schwedischen Künstler, Ernst Josephson, können wir anhand von zwei Bildern – einem aus seiner gesunden Zeit und einem etwas späteren, als er krank geworden war – studieren, wie sich künstlerische Größe unter dem Einfluß einer Geisteskrankheit verändert. Da Josephson die Feder mit derselben Meisterschaft handhabte wie den Pinsel, können seine Gemälde mit seinen eigenen Worten erläutert werden.

Aus Josephsons letztem Sommer in Gesundheit stammt das kleine Gemälde *Gelly Marcus im Wald bei Dalarö* (Abb. 24) – ein Werk des nordischen Impressionismus, in welchem das linde Grün des Laubwalds der Franzosen gegen das Dunkel des Nadelwalds vertauscht ist. Die sonnige lichtung ist mit orientalischer Farbenpracht ausgestattet. Die spontane und naive Sinnenfreude reißt uns mit, auch wenn sie nach wie vor an strammen künstlerischen Zügeln gehalten wird – genauso wie das gleichzeitige Gedicht aus den *Gelly-Liedern*, die Josephson für seine kleine Nichte geschrieben hatte, das Modell auf seinem Bild:

In Überschuhen und dem Wams, dem blauen,
lief ich zu den Wiesen die wilden Blumen schauen.
...

Dort standen Kiefern, Eschen – und Birken licht im Blatt,
in altgewohnter Weise. Wie michs erheitert hat!

Ihr Käfer, Frösche, Würmer, was kräucht am Waldesrain,
Libellen, Schmetterlinge: seid mein im Sonnenschein!

Josephsons Zänkereien und Zerwürfnisse mit den Kollegen im Künstlerbund waren vielleicht die ersten Vorboten seiner Schizophrenie – umgekehrt aber förder-

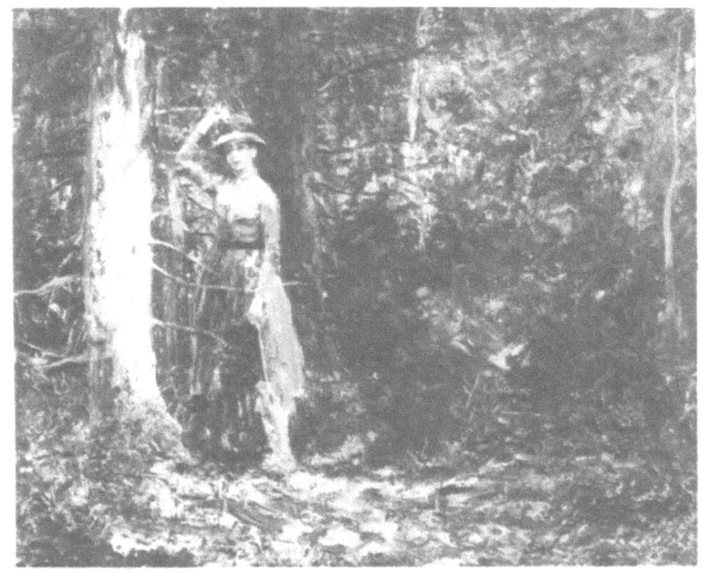

Abb. 24. E. Josephson, Gelly Marcus im Wald bei Dalarö. Ein Werk des skandinavischen Impressionismus, in dem das zarte französische Grün durch dunklere Nadelbäume ersetzt wird. Der Künstler malte die geliebte Nichte unmittelbar vor Ausbruch seiner Geisteskrankheit

ten sie auch ihren Ausbruch. Die tiefen Spuren, welche die Krankheit in seinem ganzen Wesen hinterlassen hat, können wir in seinem Schaffen ebenso verfolgen wie in seinen Briefen. Die normalen psychischen Hemmungen schwanden, er verlor die Kontrolle über seine Ausdrucksmittel und damit auch die künstlerische Balance.

Zugleich jedoch brachen alle Dämme seiner Kreativität, die nunmehr machtvoll hervorschoß, unkontrolliert und ungehemmt von der Forderung nach sauberer Malweise und anatomischer Korrektheit; die Schizophrenie verwandelte den bedächtigen Impressionisten in einen ungezügelten Expressionisten – das Bildnis seines Onkels, des Theaterregisseurs, bezeugt es (Abb. 25).

„Erst als Joseph verrückt geworden war, gelangte er zu seinem wahren Ich", bemerkte einer seiner Künstlerfreunde. Josephson gibt seinen Gefühlen in einem Brief

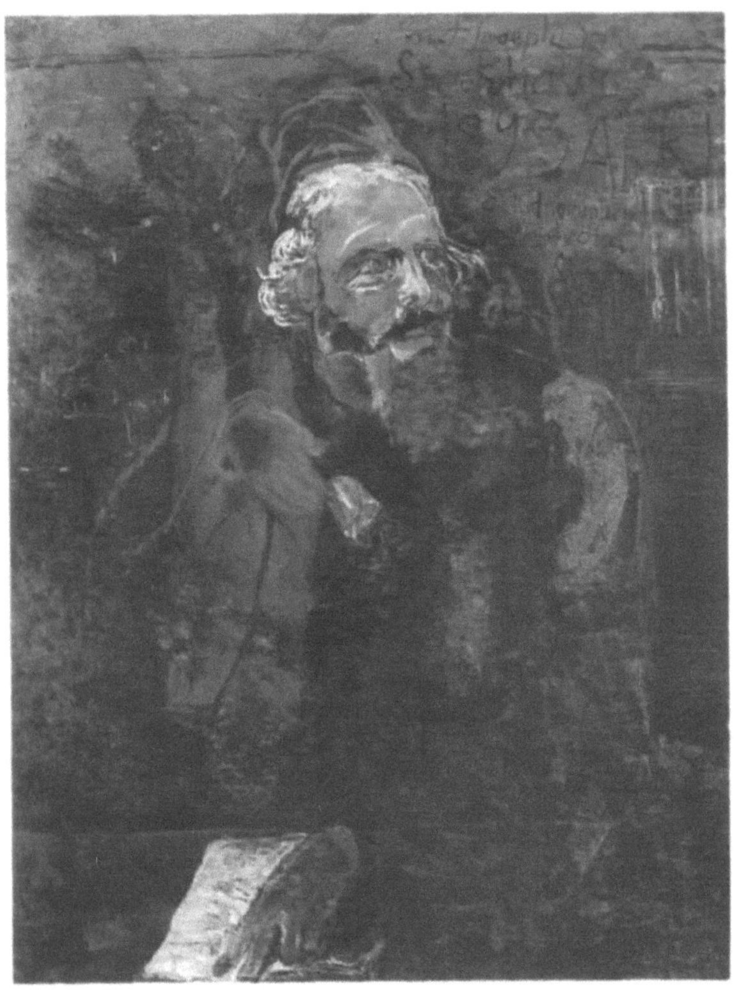

Abb. 25. E. Josephson, Der Theater-
regisseur. Das Bild entstand während
seiner seelischen Erkrankung, als sich
heftige Gefühle ohne Rücksicht auf
exakte Ausführung Bahn brechen
mußten. Das Gemälde erinnert in
seiner prachtvollen und dunklen
Farbgebung stark an Rembrandts
Alterswerke

an einen Gefährten selbst am besten Ausdruck, als er ihm
eine Reise vorschlägt: „Da werden wir die Pinsel Polka
tanzen lassen, so was hat es in Schweden noch nicht gegeben ... Hier hab ich nicht eine Tube, mit der ich herum-
klecksen kann ... Himmel und Hölle wollen wir mit unserm Malkasten trotzen ... und wenn es denn sein muß,

dann werden wir mit Händen und Füßen auf eine Leinwand malen. Wogen sollen durch unsre Bilder rauschen, Wolken über unsre Himmel fahren und Winde sich im Gras und in den Zweigen fangen."

Wie Josephson so mit einer kraftschäumenden hitzigen Leidenschaft unter dem Einfluß der Geisteskrankheit Herz und Farben die Oberhand über Kopf und exakte Darstellung gewinnen läßt, kündigt er den europäischen Expressionismus an. Da er keine direkte Gefolgsleute fand – Picasso war erst geraume Zeit später von seinen schizophrenen Zeichnungen inspiriert – , wurde er kein Vorreiter. Noch am meisten ähnelt ihm Edvard Munch, dessen Werk ebenfalls zum Pathologischen, vermutlich Schizophrenen, neigt. Im *Schrei* läßt der große norwegische Meister eine entsetzte Person, die er mit grellen Farben und hektischern Pinselstrich gemalt hat, ihre innersten Empfindungen der Angst und der Wurzellosigkeit hervorstoßen (Abb. 26).

In Vincent van Goghs letzten und fruchtbarsten Jahren wurde sein künstlerisches Leistungsvermögen von einem ungewöhnlichen epileptischen Schub angeregt, der begleitet war von fürchterlichen Angstzuständen, von Verwirrtheit und Aggressivität. Bei einem dieser Anfälle drohte er zunächst damit, seinen Freund Gauguin umzubringen, schnitt sich dann ein Ohrläppchen ab und schenkte es einer Prostituierten. Die Folgen dieses Ausbruchs hat er auf einem seiner Selbstportraits dokumentiert, auf dem er sich einen Verband um den Kopf gewickelt hat (Abb. 27). Zwischen seinen Anfällen zeigte van Gogh ein auffallendes und aufschlußreiches Symptom, nämlich eine zwanghaft gesteigerte schöpferische Aktivität, die man Hypergraphie nennt. Dadurch daß sie bei einem bedeutenden Künstler auftrat, verdanken wir dieser Krankheitsäußerung eine überwältigende Anzahl von

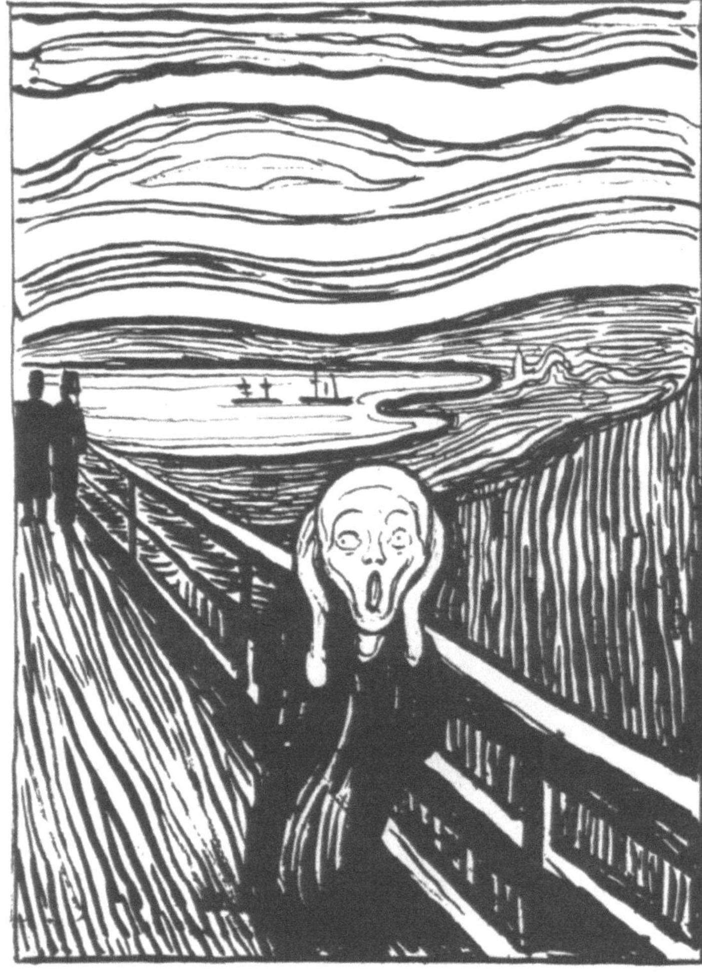

Abb. 26. E. Munch, Der Schrei.
Ein wilder, ungehemmter Ausdruck
der Angst

prächtigen Gemälden; viele von ihnen sind im Verlauf
eines einzigen Tages entstanden. Er wußte selbst, was mit
ihm los war: „Ich arbeite wie ein Besessener in stummer
Raserei – härter denn je. Ich kämpfe mit all meiner Kraft
um die Vollendung meiner Kunst und rede mir ein, daß –
wenn ich es schaffe – dies der beste Blitzableiter für meine

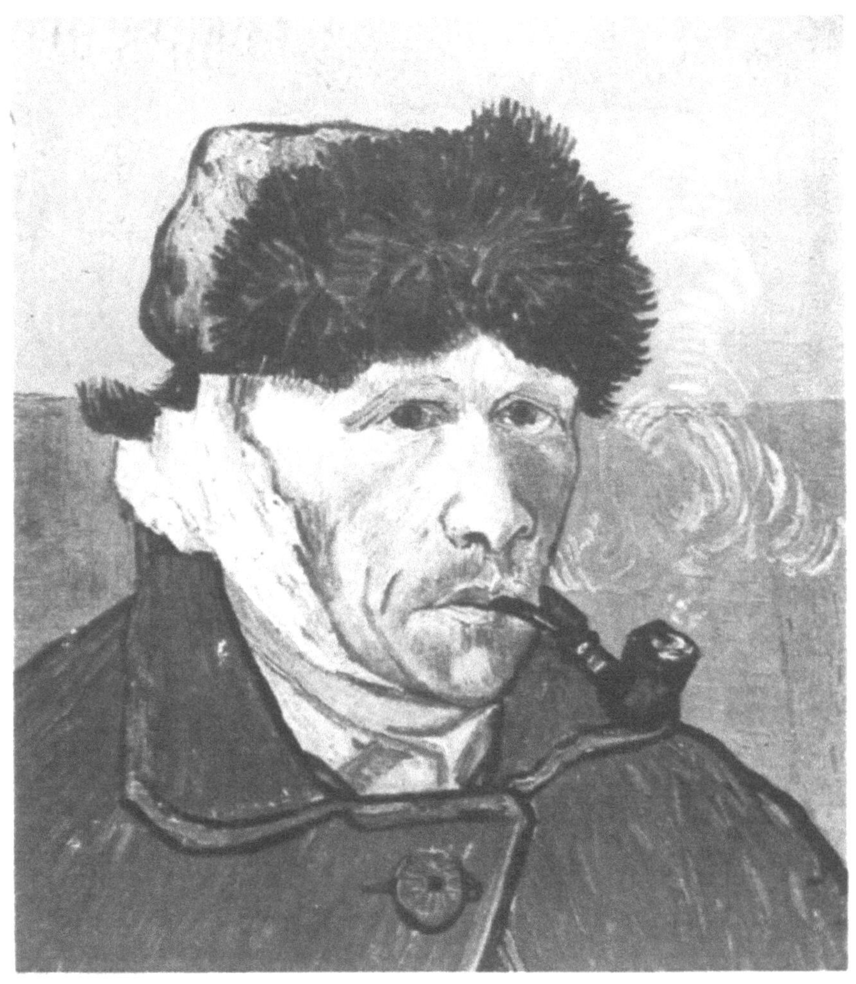

Krankheit ist. Die Pinsel laufen mir so geschwind durch die Finger wie ein Bogen über die Geige.''

In einem Brief kurz vor seinem Tod schreibt er: „Ich male weite Kornfelder unter aufgewühlten Wolken und habe mich nicht gescheut, meine Niedergeschlagenheit und völlige Einsamkeit hineinzulegen.'' In der letzten

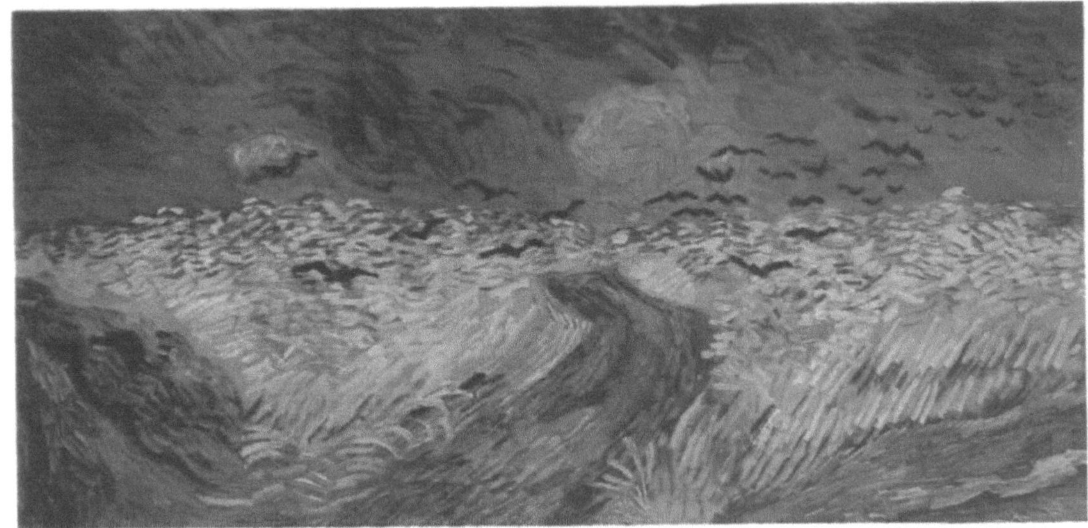

dieser Landschaften, dem *Kornfeld* (Abb. 28) sind die widerstreitenden Teile seines Wesens zusammengefaßt und auf einen dramatischen Höhepunkt geführt: das manische Element drückt sich in den wild wirbelnden Pinselstrichen im wogenden Getreide aus, während seine Angst sich in den bedrohlichen Wolken und dem Schwarm schwarzer Vögel manifestiert. Sie sind die Träger jener dunklen Gedanken, die ihn dann bald in den Selbstmord treiben sollten.

Händel und Schumann waren zwei Komponisten, die ebenfalls abwechselnd mal in einer manischen Phase beglückt, dann wieder in einer depressiven Phase niedergeschlagen waren. Genauso wie van Gogh arbeiteten sie unglaublich leicht und flüssig, wenn sie im Erregungszustand waren, langsam aber und mit Mühe, wenn sie eine Depression hatten. Innerhalb von nur 6 Tagen konzipierte und vollendete Schumann seinen Klavierzyklus *Kreisleriana*, seine persönlichste Komposition und ein Glanz-

Abb. 28. V. van Gogh, Das Kornfeld. Auf ein und demselben Bild finden wir einerseits in der heftigen Pinselführung manische Manifestationen, andererseits depressive Züge in dem bedrohlichen Himmel und den Unglück verheißenden schwarzen Vögeln

stück der musikalischen Romantik. Seiner Geliebten, Clara Wieck, schreibt er: „Ich habe (...) erfahren, daß die Phantasie nichts mehr beflügelt als Spannung und Sehnsucht nach irgend etwas, wie das wieder in den letzten Tagen der Fall war, wo ich eben auf Deinen Brief wartete, und nun ganze Bücher voll componirt – Wunderliches, Tolles, gar Freundliches – Da wirst Du Augen machen, wenn Du es einmal spielst – überhaupt möcht ich jetzt oft zerspringen vor lauter Musik." – „Kreisleriana will ich es nennen, in denen Du und ein Gedanke von Dir die Hauptrolle spielen und will es Dir widmen – Ja Dir und Niemandem anders [am Ende dedizierte er es Chopin] – da wirst Du lächeln so hold, wenn Du Dich wieder findest. – Meine Musik kömmt mir jetzt selbst so einfach wunderbar verschlungen vor bei aller Einfachheit, allem Verschlungenen, so sprachvoll aus dem Herzen...."

Auch wenn Clara die Art der Tongebung womöglich wiedererkannte, war sie doch gewiß erstaunt darüber, wie turbulent, ja teilweise disharmonisch das Ganze war; und sie machte sich Gedanken, ob so etwas überhaupt ankommen würde. Wie van Gogh hatte Schumann in ein und demselben Werk die weit auseinander liegenden Stränge seiner Natur miteinander verflochten – hier läßt er uns den träumenden Eusebius hören, dort den beschwingten Florestan. In seiner phantastischen und kühnen Komposition lösen sich sanfte und leise Passagen mit derben und dämonischen ab – und dies in einer Plötzlichkeit, die den Komponisten selbst überrascht hat, der von seiner ungezügelten Inspiration geleitet war. Die Vorahnung, die Schumann in seinem Brief an Clara ausgesprochen hatte, bewahrheitete sich, nachdem er schon vordem Anfälle schwerer Depression gehabt hatte: „ ... in der Nacht ... kam mir auf einmal der fürchterlichste Gedanke, den je ein Mensch haben kann, der fürchterlichste, mit dem der Himmel strafen kann – der ‚den Verstand zu verlieren' –

er bemächtigte sich meiner aber mit so einer Heftigkeit, daß aller Trost, alles Gebet wie Hohn und Spott dagegen verstummt. Diese Angst aber trieb mich von Ort zu Ort – der Athem verging mir, beim Gedanken ,wenn es einmal würde, daß Du nicht mehr denken könntest,' – Clara, der kennt keine Leiden, keine Krankheit, keine Verzweiflung, der einmal so vernichtet war – damals lief ich denn auch in einer ewigen fürchterlichen Aufregung zu einem Arzt – sagte ihm Alles, daß mir die Sinne oft vergingen, daß ich nicht wüßte wohin vor Angst, ja daß ich nicht dafür einstehen könnte, daß ich in so einem Zustand der äußersten Hülflosigkeit Hand an mein Leben lege. Entsetze Dich nicht, mein Engel Du vom Himmel; aber höre nur. Der Artzt tröstete mich liebreich u. sagte endlich lächelnd ,Medizin hülfe hier nichts; suchen Sie sich eine Frau, die curirt sie gleich. Es wurde mir leichter; ich dachte, das ginge wohl (...).'' In der *Dichterliebe* nach den Worten Heinrich Heines brachte er diese Hoffnung zum Klingen:

Wenn ich in deine Augen seh',
so schwindet all mein Leid und Weh,
doch wenn ich küsse deinen Mund,
so werd ich ganz und gar gesund.

Doch schließlich half es ihm auch nichts, daß er dem Rat folgte. Am Ende „vergingen" ihm die Sinne aufs neue, und er starb in geistiger Umnachtung.

Friedrich Nietzsches Wahnsinn, der seinen Ursprung in einer tertiären Syphilis hatte, führte zum seelischen Zusammenbruch und zur „paralysie générale"[16]. Die Symptome seiner Erkrankung treten in den späteren Werken immer deutlicher zu Tage, manchmal ist schwer zu entscheiden, wo das Gesunde aufhört und das Kranke be-

ginnt; welche Rolle spielte zum Beispiel seine Syphilis
beim Zustandekommen des „Übermenschen"? Die
triumphierende Selbstsicherheit, die der erste Fingerzeig
auf eine psychische Störung ist, spricht aus dem folgenden
Zitat des etwas bizarren *Ecce homo*: „Das Genie ist *bedingt*
durch trockne Luft, durch reinen Himmel, – das heißt
durch rapiden Stoffwechsel, durch die Möglichkeit, große, selbst ungeheure Mengen Kraft sich immer wieder zu-
zuführen," Nietzsche ist ein Exempel dafür, wie schwere
mentale Symptome im Leben und Werk eines Menschen
von organischen Veränderungen im Gehirn abhängig
sein können, womit wir uns jenem Abschnitt dieser Untersuchung nähern, der den physischen Leiden gewidmet
ist.

Mißbildungen

Wenn wir uns jetzt den körperlichen Gebresten zuwenden, dann ist es nur natürlich, bei den ererbten, also angeborenen Mißbildungen zu beginnen. Dem Menschen ist ihr Anblick instinktiv unangenehm, und das bringt es oft mit sich, daß die Betroffenen auf der einen Seite, ihr Gebrechen versteckend, falsche Scham entwickeln und auf der anderen Seite von ihrer Umwelt diskriminiert werden. Sie reagieren darauf zuweilen mit stiller Ergebenheit, häufiger jedoch mit der trotzigen Entschlossenheit, ihre Benachteiligung zu kompensieren, und zwar nicht selten durch künstlerische Aktivität.

Sir Francis Bacon sagt es so: „Ein jeglicher, der in seinem Äußeren etwas Aufsehenerregendes hat, etwas, das Hohn und Spott auf sich zieht, verfügt auch über einen Stachel, um sich zu wehren; deshalb treten alle mißgestalteten Menschen unverhältnismäßig fest auf."

Charles Lamb bestätigt dies für den Fall von Daniel Defoe, der keine Ohren besaß: „Zum Glück bin ich nicht – wie Defoe – das Opfer einer derart widerwärtigen Abnormität, die ihn zu einem selbstbewußten Auftreten zwang, damit er sich einigermaßen wohl und unbekümmert fühlen konnte – bei dieser Monstrosität." Besonders stark ausgeprägte Gesichtsteile können ebenfalls abstoßend wirken. So hatte Nicolaj Gogol eine ungeheuer lange und bewegliche Nase, die ihn Ziel des Spotts machte. Er wehrte sich, indem er sich über seinen grotesken Zinken lustig machte. In einer seiner Geschichten läßt er die Nase eines hochmütigen Beamten verschwinden – bis man sie nach einer Weile die Straße hinunterstolzieren sieht!

Niemand freilich ist es gelungen, sein Manko auf eine subtilere Weise zu kompensieren, als Michelangelo. Unglücklich wegen seiner verbogenen Nase, die ihm als Kind bei einer Prügelei zertrümmert worden war, demonstrierte der eitle Künstler, daß eine solche Beeinträchtigung nicht unvereinbar zu sein braucht mit edler Schönheit, und gab einer seiner göttlichen Madonnen die gleiche entstellte Nase (Abb. 29).

Zu Beginn des 18. Jahrhunderts war *Das Lied vom Buckel*, das diese Art der Verwachsung scherzhaft verherrlicht, äußerst populär (Abb. 30). Sein Verfasser hatte selbst einen riesigen Buckel, stand aber nicht an, sich darüber lustig zu machen; Buckligen ging allezeit der Ruf voraus, heiter und lustig zu sein – daher kommt es, daß sie häufig Gaukler wurden. Als man das Lied zum erstenmal vortrug, gab sein Autor ein üppgies Essen, zu dem allerdings nur Bucklige eingeladen waren – das muß ein Anblick gewesen sein: lauter Gäste, zum Essen und Trinken gebeugt.

Eines der besten Beispiele dafür, welche weitreichenden Folgen eine Mißbildung für das Dasein und den Charakter eines Menschen und damit auch für seine schöpferische Tätigkeit haben kann, ist Byron, dessen verkrüppelter Fuß nach dem Eingeständnis des Dichters „die Geißel seines Lebens" war. Byron blieb sich seiner Mißbildung immerfort bewußt und versuchte, sie stets zu verbergen; jede Anspielung darauf, vor allem, wenn sie von einer Frau gemacht wurde, brachte ihn zur Raserei. Nicht einmal seine Mutter hatte damals ein Hehl aus ihrer Abneigung gegen ihr Kind gemacht, und so wurde es rigoros einer schmerzhaften Behandlung durch einen Quack-

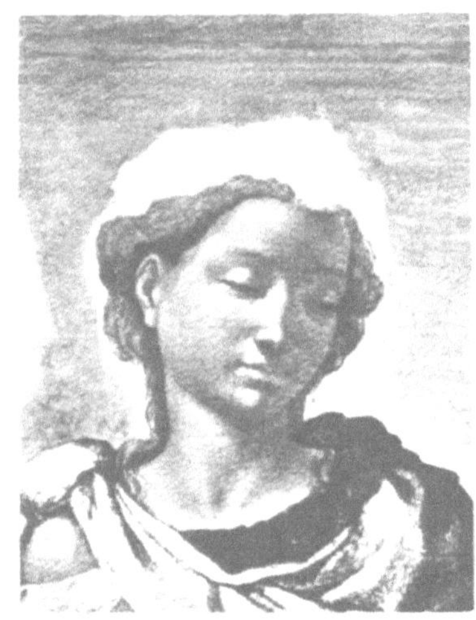

Abb. 29. Die Manchester-Madonna, Michelangelo zugeschrieben (Ausschnitt). Der Umstand, daß der Maler diese Madonna mit entstelltem Nasenrücken dar gestellt hat, wie ihn auch Michelangelo besaß, stützt die Zuschreibung des Bildes zu diesem Meister

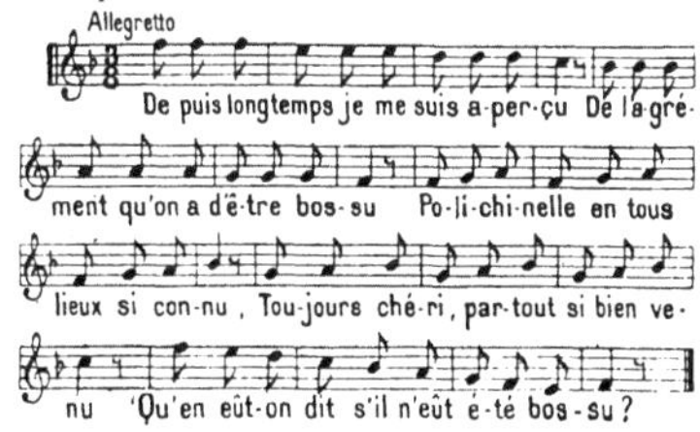

Abb. 30. Santeul, Das Lied vom Buckel. „Es ist doch stets ein Vergnügen, weil schön, In Stadt und Land einen Buckel zu seh'n"

salber ausgesetzt, der sich eine Zeitlang vergeblich bemühte, den deformierten Fuß zu richten. Byrons verletz-
tes Selbstwertgefühl war entscheidend für den ihm eigenen hochfahrenden Nonkonformismus und regte sein
jugendliches Talent dazu an, Meisterwerke hervorzubringen. Jeder Zweifel an diesen Zusammenhängen wird
von seinen Versen widerlegt:

... Mißgestalt

Ist immer kühn. Ihr Wesen ist's, die Menschen
An Herz und Seel zu überwältigen
Und allen andern gleich zu machen sich,
Ja überlegen selbst. Es liegt ein Sporn
In der gehemmten Regungsfähigkeit,
Zu werden, was ein andrer nicht vermag,
Da wo auf gleichem Boden beide stehen,
Und auszugleichen so das karge Erbe,
Womit Natur stiefmütterlich sie kränkte.

Sein ganzes Leben lang war Byron auf der Suche nach
Kampf und Herausforderung. In seiner Dichtung zeigt er
eine auffallende Vorliebe für Rebellen wie Don Juan und
Kain, die – einsam und isoliert – hochempfindlich sind gegenüber Leiden. Kains Entwicklung folgt Byrons Vorbild: seinen Mitmenschen fremd, empörte er sich gegen
jedwede Autorität und wurde so zum Außenseiter.

In seiner Menschenverachtung hat Byron nur eine
Person, für die er uneingeschränkt Zuneigung und Re-
spekt aufbringen kann – seine Halbschwester (und Halb-
braut), Augusta Leigh:

Toulose-Lautrec, der weitaus schlimmer entstellt war
als Byron, blieb nichts anderes übrig, als zu resignieren
und keinen standesgemäßen Umgang zu pflegen. Als Ad-
liger hätte er sicherlich beim Militär Karriere gemacht —
doch da war, so wie er ihn auf zahlreichen Selbstbildnis-
sen dargestellt hat, dieser ungestalte Körper mit seinen
viel zu kurzen Beinchen und seinem gräßlichen Schädel
(Abb. 31). Lautrec gab freimütig zu, daß er — hätte er
längere Beine gehabt — wohl niemals Künstler geworden
wäre. Indes: er paßte sich seiner Lage an, zog zu den Pro-

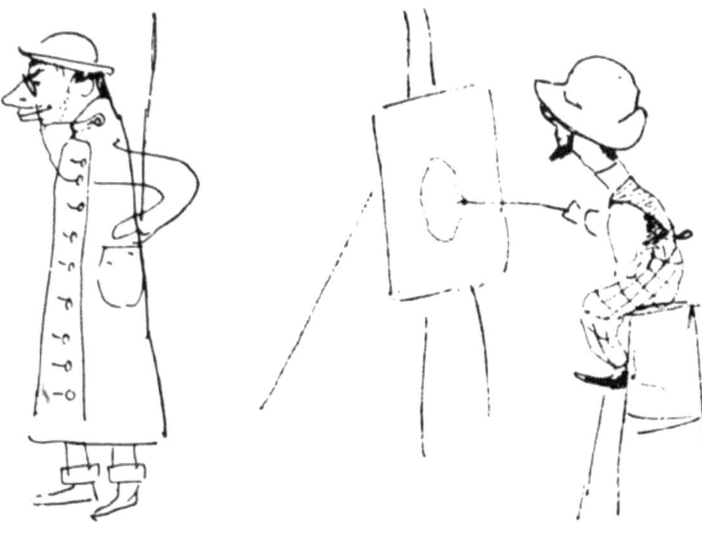

*Abb. 31. H. de Toulouse-Lautrec.
In seinen Selbstdarstellungen zeigt uns
der Künstler sowohl seine kurzen Beine
als auch seinen mißgestalteten Kopf*

stituierten und suchte seine Motive fortan in Bordellen,
wo seine gesellschaftliche Stellung unwichtig war und
sich niemand darum scherte, wie er aussah.

Um sich trotzig gegen sein Gebrechen zu behaupten,
machte er die Formel „Malen, trinken, lieben" zu seinem
Wahlspruch und endete als großer Maler, als Alkoholiker
(mit Anfällen vor Delirium tremens) und als Syphilitiker.
Gegen Ende seines Lebens litt er obendrein an Halluzinationen. Vuillard wurde Zeuge seines Verfalls: „Lautrec
war zu stolz, als daß er sich seinem Schicksal unterworfen
hätte – körperlich behindert, ein Aristokrat, von Seinesgleichen aufgrund seines grotesken Äußeren gemieden.
In der moralischen Bedüftigkeit der Prostituierten fand er
eine Entsprechung zu seiner eigenen Situation. Er mochte
zynisch wirken, doch das war nur ein Schutzschild, um
seine Verzweiflung verbergen zu können … Ich war zutiefst berührt, als ich merkte, wie Lautrec seinen Tonfall
änderte, sobald wir von der Kunst redeten. Er, der meist
hämisch und grobschlächtig war, wurde auf einmal über-
aus ernsthaft. Hier ging es ihm um eine Glaubenssache …
Armer Lautrec! Einmal besuchte ich ihn, kurz nachdem er
in Neuilly ins Krankenheim gekommen war. Viel Zeit
hatte er nicht mehr vor sich. Er war ein Sterbender, ein
menschliches Wrack. Sein Arzt hatte ihm empfohlen,
’sich zu bewegen’, und so hatte er sich ein mechanisches
Pferd aufstellen lassen – er, der nicht einmal zu den Peda-
len hinabreichen konnte! Was für eine bittere Ironie – es
war wie ein Symbol für sein ganzes Leben!"

Schließlich gibt es noch den bemerkenswerten Fall
einer angeborenen Mißbildung, welche die künstlerische
Tätigkeit recht eigentlich erst möglich machte. Einer der
größten Geiger aller Zeiten, der dämonische Paganini,
war von ihr befallen. Selten hat ein führender Musiker seine Kunst unter widrigeren Umständen ausüben müssen.

Seine Beschwerden nehmen kein Ende – er hatte Tuberkulose und Syphilis, Knochenfraß im Kiefer, Diarrhö und
Hämorrhoiden, Harnsperre und Infektionen. Seine
Krankheiten und nicht zuletzt deren Behandlung ließen
ihn immer ausgemergelter und skurriler erscheinen; aufgrund der Quecksilberkuren gegen seine Syphilis verfärb-
te sich seine Haut und fielen ihm die Zähne aus.

Das am meisten ins Auge springende seiner Leiden
aber war eine angeborene Verunstaltung, das *Ehlers-Dan-
los-Syndrom*, das zur Voraussetzung seiner violinistischen
Virtuosität wurde. Kennzeichnend für diese Krankheit ist
eine extreme Biegsamkeit der Gliedmaßen (Abb. 32). Sie
befähigte Paganini, jene faszinierenden Doppelgriffe und
Passagen auszuführen, die ihn so berühmt gemacht haben. Seine Handgelenke waren dermaßen elastisch, daß er
seine Hände nach allen Seiten drehen und wenden und seine Daumen so weit nach hinten biegen konnte, daß sie
den Unterarm berührten! Wenngleich seine Hände nicht
mißgebildet waren, besaßen sie doch eine um das Doppel-
te vergrößerte Funktionstüchtigkeit: während er den linken Daumen über die Mitte des Griffbretts legte, konnte
er die drei ersten Lagen spielen, ohne seine Haltung zu
verändern.

Eine Krankheit, die für gewöhnlich eine Belastung
für den von ihr Betroffenen darstellt, geriet in Paganinis
Fall zum künstlerischen Nutzen – sie war „eine verkappte
Gottesgabe". Allerdings: was für eine! Aus zeitgenössi-
schen Berichten geht hervor, welch lächerlichen Eindruck
sein merkwürdiges, marionettenhaftes Auftreten und sein
leichenblasses Gesicht auf das Publikum machten. Dieser
Eindruck verflüchtigte sich freilich im selben Moment, da
der Maestro seine Violine unters Kinn klemmte und zu
spielen begann: schon die ersten Streichbewegungen
wirkten wie elektrische Impulse, die ihn zu neuem Leben
erweckten. „Er schlug den Bogen auf die Saiten und eilte

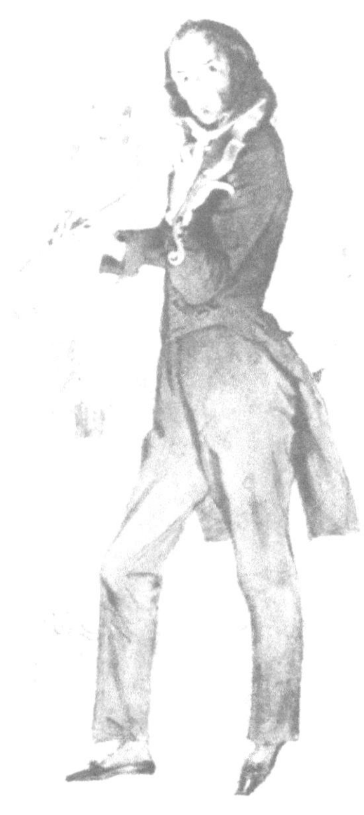

*Abb. 32. D. Maclise, Paganini. Auf
dieser Zeichnung des Violinvirtuosen
sehen wir deutlich, wie abnorm beweglich
seine Gelenke waren – ein Zeichen seiner
Krankheit. Man beachte den nach hinten
gebogenen Daumen seiner linken Hand!*

mit bewundernswerter Schnelligkeit die Tonleiter hinauf
und herunter; die Trillerketten rollten unter seinen Fingern wie Perlschnüre hervor."

Seine leichten Triller waren Signale seiner schweren
Krankheit. In einem Nachruf auf Paganini schrieb Liszt,
daß das wundervolle Zusammentreffen eines derartig
großen Talents mit Umständen, die es auf den Gipfel seiner Virutosität zu geleiten vermochten, in der Geschichte
der Kunst für immer einmalig bleibe.

Alter, Schwäche und Verfall

Im Anschluß an die angeborenen Krankheiten wende ich
mich nun dem anderen Ende unseres Erdendaseins zu, wo
ich das selbstverständlichste aller Leiden finde – jenen
Zustand, der keinem von uns erspart bleibt, wenn wir nur
lange genug leben, nämlich das Alter. Einige wenige wie
Milton, Tizian oder Verdi waren noch in hohen Jahren
schöpferisch rege; doch den meisten fällt das Arbeiten mit
der Zeit schwerer, einfach weil die Kräfte nachlassen und
an ihre Stelle Siechtum tritt. So kommt es immer wieder
zu der Angst, das Lebenswerk nicht abschließen zu können.

Denn wer von uns ist solch ein Stoiker, wie Dr.
Samuel Johnson vorgab zu sein, als er bemerkte, daß
nichts das Denkvermögen so seht schärft wie die Dro-
hung, gehängt zu werden? Und wenige sind auch so abge-
brüht wie François Villon, der die besten Aussichten auf
solch ein Schicksal hatte und deshalb davon ausging, daß
„der Galgenstrick bald seinem Hals ausrichten kann, wie
schwer sein Hintern ist".

Nein, für die Mehrzahl von uns hat der Tod noch seinen Stachel; und so teilen wir die Meinung von La Roche-
foucauld, daß es zwei Dinge gibt, die wir nicht ungetrübten Auges anschauen können: die Sonne und den Tod.
Auch der Stoizimus Dr. Johnsons war ja nur gespielt:
„Kein vernünftiger Mensch steht dem Tod ohne Furcht
gegenüber." Wobei es nur ein schwacher Trost ist zu wissen, daß wir unsere Endlichkeit mit allen Menschen teilen

und uns in dieser Hinsicht also nicht alleingelassen fühlen
müssen, wenn unser letztes Stündlein schlägt. Wir hoffen
halt, in aller Stille zu entschlafen. Schlegel hatte eine eksta-
tische Vorahnung dessen, daß der Tod ihm willkommen
sein könnte: „Und dann weiß ich's nun, daß der Tod sich
auch schön und süß fühlen läßt. Ich begreife, wie das freie
Gebildete sich in der Blüte aller Kräfte nach seiner Auflö-
sung und Freiheit mit stiller Liebe sehen und den Gedanken der Rückkehr freudig anschauen kann, wie eine Mor-
gensonne der Hoffnung."

Auch Eichendorff macht uns mit seinem Gedicht *Im
Abendrot* buchstäblich Sehnsucht nach „aller Stille" – besonders wenn wir es in Richard Strauss' herrlicher Verto-
nung hören, die unser Innerstes zum Mitsingen bringt
(Abb. 33). Obgleich der Komponist ein Meister darin
war, den Schluß seiner Stücke zu verzögern – ausgesuchte
Ritardandi – fühlte er sich doch im hohen Alter „wandermüde" nach seinem langen und reichen musikalischen Leben – wurde aber von seinem Sohn gedrängt, sich noch
einmal zu einem letzten Lebewohl aufzuraffen. Dies tat er
mit den *Vier letzten Liedern*, in denen er friedvoll – und
dankbar gegenüber derjenigen, die ihn „durch Not und
Freude" begleitet hatte – schließlich seinen Tod begrüßte:

O weiter stiller Friede!
So tief im Abendrot
Wie sind wir wandermüde –
ist das etwa der Tod?

Nicht viele von uns werden so von allen Qualen ver-
schont sein, auch wenn die Medizin uns heutzutage den
Tod leichter macht. Am Ende reißt er uns doch, gleichwie
ein Raubtier seine Beute reißt – und es ist der einfühlsame
Künstler, der sich den heißen und stinkenden Atem der

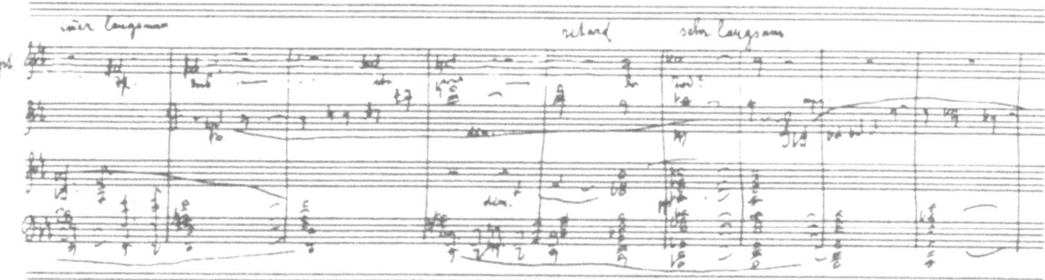

Bestie am lebhaftesten vorstellen kann, noch bevor sie uns überwältigt.

Das Bewußtsein des nahen Todes kann die künstlerische Schaffenskraft auch vollkommen lähmen. So geschah es bei Theodor Storm. Der Autor, der Magenkrebs hatte, wollte von seinem Arzt „von Mann zu Mann" die ganze Wahrheit hören. Freilich hatte er, etwas naiv, seine psychische Robustheit überschätzt; deshalb brach er zusammen, als er seine Diagnose erfuhr. Um ihm zu helfen, zog sein Bruder einen anderen Arzt zu Rate, der nun mit voller Absicht die Unwahrheit sagte und die Erkrankung für harmlos erklärte. Storm vertraute seinen Worten blindlings und lebte glücklich noch einen Sommer lang, in dem er seine literarische Laufbahn mit einem klassischen Meisterwerk krönte, dem *Schimmelreiter*. Dessen Entstehung verdanken wir also einem frommen Betrug. Doch war die Gnadenfrist kurz, und die Vision, die Storm einmal in einem seiner Gedichte beschrieben hatte, wurde Wirklichkeit:

So seltsam fremd wird dir die Welt,
Und leis verläßt dich alles Hoffen,
Bis du es endlich, endlich weißt,
Daß dich des Todes Pfeil getroffen.

Abb. 33. R. Strauss, Im Abendrot, aus Vier letzte Lieder. Eine der letzten Kompositionen des Künstlers: „immer langsamer", „sehr langsam"

Kafka macht uns begreiflich, wie hilflos und unsicher sich ein Patient fühlen kann, wenn er getäuscht oder in Ungewißheit gehalten wird. Aus dem Sanatorium, in dem er zwei Monate später sterben sollte, schrieb er an einen Freund: „In Worten erfährt man freilich nichts Bestimmtes, da bei Besprechung der Tuberkulose jeder in eine schüchterne ausweichende starräugige Redeweise verfällt." Ich bin der Ansicht, daß Storm wie auch Kafka die Wahrheit sehr wohl vertragen und ihr seelisches Gleichgewicht durchaus wiedergewonnen hätten, wenn ihnen nur der angemessene Beistand ihrer Mitmenschen zuteil geworden wäre.

Sobald es auf dem Pfade dunkelt, dreht sich das Denken – und damit auch die Kreativität – mehr und mehr um die Kürze des Lebens und um seine Nichtigkeit. Während der letzten Jahre vor seinem Tode kämpfte Eugène Delacroix gegen seine Müdigkeit, seine Erschöpfung und das Gefühl seiner Ohnmacht – und zwang sich dennoch dazu, die anspruchsvollsten seiner Werke zu malen: die Bilder in St.-Sulpice. Eines muß ihm dabei besonders am Herzen gelegen haben, denn er führte es gegen den Wunsch des Priesters aus. In *Jakobs Ringen mit dem Engel* zeigt er seine eigene Situation als die eines Menschen, der gegen sein Schicksal anrennt (Abb. 34). Der Kampf als solcher ist die Hauptsache, denn der schließliche Untergang, die Niederlage und Vernichtung, steht von Anfang an fest.

Paul Cézanne, der einsame Wegbereiter auf dem Gebiet der Kunst, wurde gegen Ende seines Lebens immer schwächer und gebrechlicher, und er spürte, daß seine Tage gezählt waren: „Ich sehe das Gelobte Land vor mir – doch erreiche ich es noch? Oder werde ich auf dieselbe Weise enden wie der Anführer der Kinder Israel?" Nur wenige Tage vor seinem Tode berichtete er seinem Sohn:

Abb. 34. E. Delacroix, Jakobs Ringen mit dem Engel. Der Mensch kämpft mit seinem Schicksal einen Kampf, in dem er von vornherein der Unterlegene ist

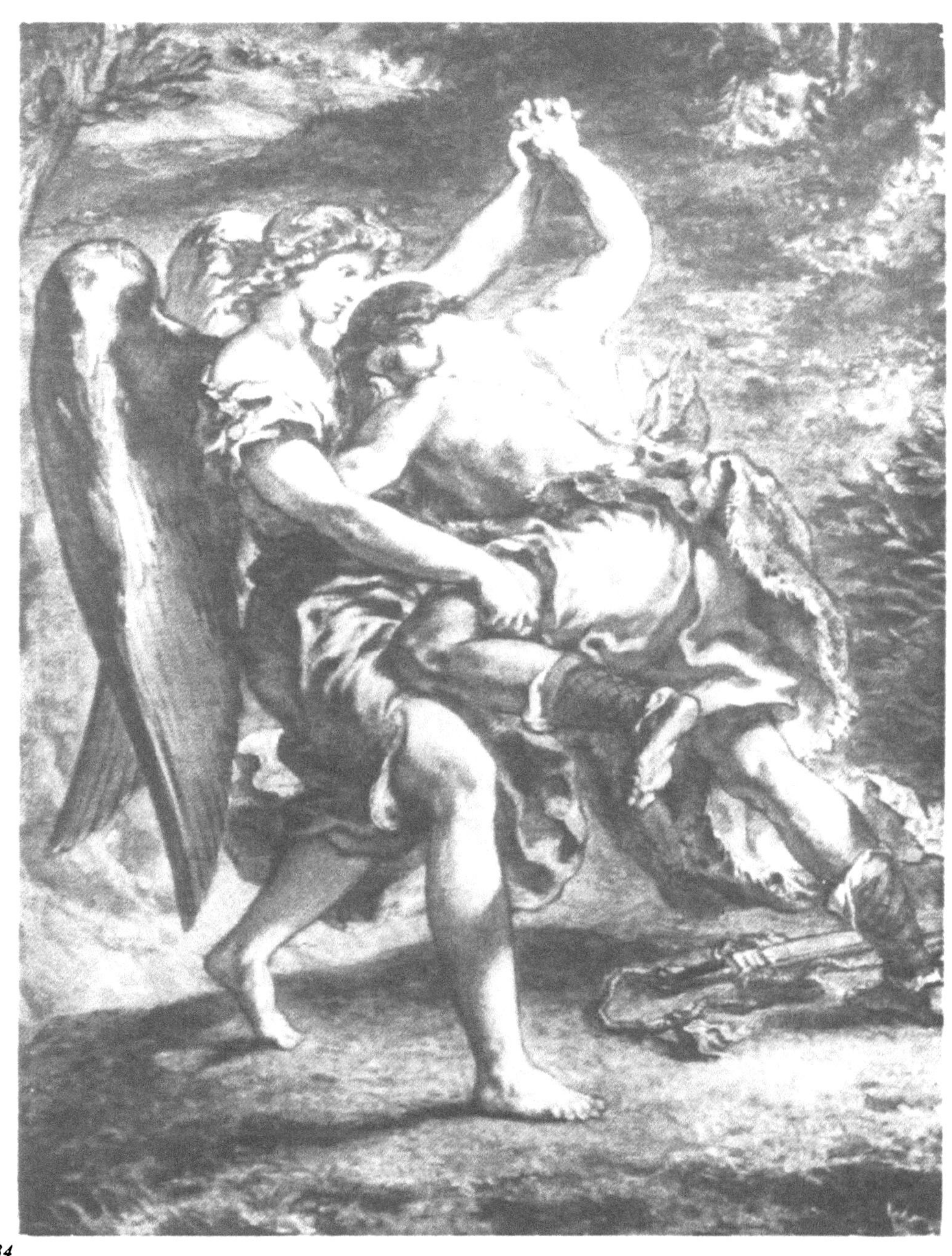

34

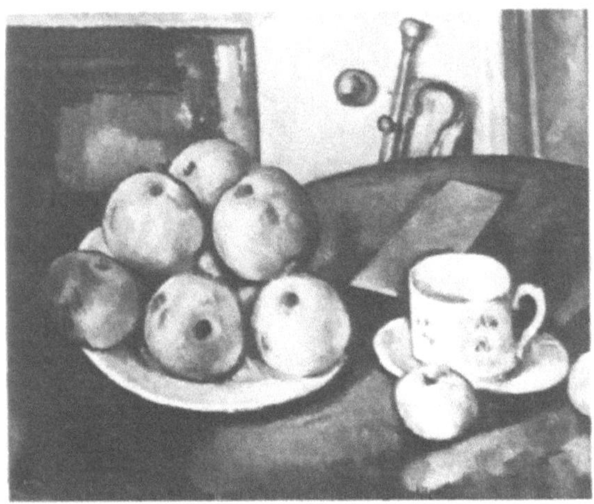

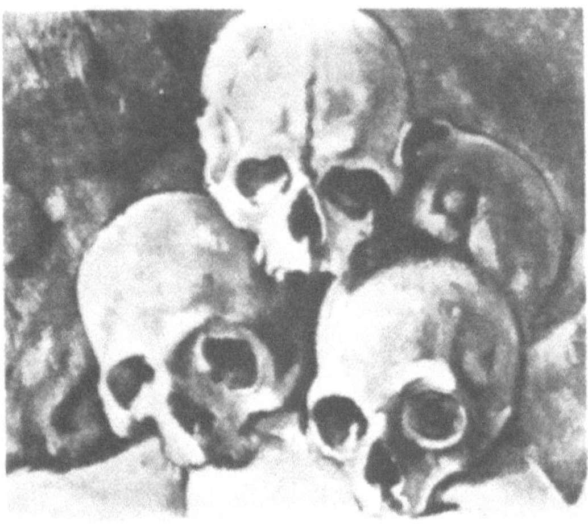

„Ich arbeite unter Aufbietung all meiner Kräfte, aber am Schluß kommt doch etwas dabei heraus – und das ist, denke ich, das Wichtigste." Auf den letzten Bildern treten in seiner neuen Sphärenharmonie an die Stelle der von ihm so sehr geliebten Äpfel Totenköpfe als Symbol der Eitelkeit des Irdischen (Abb. 35 und 36). Im Vergleich zu den leuchtenden Gemälden der 90er Jahre, aus denen die Lebensfreude hervorstrahlt wie das Weiß des Malgrunds, werden die Farben immer düsterer, wechselt die Harmonie nach Moll und macht alles einen schwermütigen Eindruck. Noch offensichtlicher ist diese Entwicklung bei Mark Rothko. Als seine Gesundheit nachläßt, ist alles auf einmal vom Tod überschattet; er ist das Hauptthema auf den Fresken in Rothkos Kapelle in Houston, in der sich das Licht und das Leben zu einem nahezu schwarzen Purpur verfinstern.

Als der greise Haydn nicht mehr in der Lage war, sein letztes Quartett zu vollenden, veröffentlichte er die beiden fertiggewordenen Sätze mit der Bemerkung, er habe keine Kraft mehr, sei altersschwach und müde. Diese

Abb. 35. P. Cézanne. Seine Äpfel bilden eine neue Harmonie des Raumes

Abb. 36. P. Cézanne. Als er alt wird, setzt der Maler Totenköpfe an die Stelle der Äpfel: Symbole der Vergänglichkeit

Worte ließ er auch auf seine Visitenkarten drucken, um
sich damit in Zukunft allen Erwartungen an sein Können
zu entziehen.

Bei wieder anderen Künstlern kann es passieren, daß
der physische Verfall mit dem psychischen Hand in Hand
geht. Mit jedem weiteren Lebensjahr reißt eine neue Saite
in unserer Seele – wird ihr Akkord immer dünner. Ein
Ton, der früher noch die Harmonie bereichert hatte,
klingt jetzt allein als schrille Dissonanz.

Das erotische Element, das oftmals bloß mit einer
geschwungenen Linie angedeutet oder bei dem die intimen Details völlig ausgespart waren und das den Werken
des jungen Picasso dennoch ihre pralle Lebensfülle gab
(Abb. 37), mochte durchaus hier und da jungenhaft und
frech erscheinen – sehr viel später aber, als dieses Thema
von dem alternden Mann monoton wiederholt wird, artet
es in Pornographie aus. Auf seiner künstlerischen Ent-
deckungsreise entlang den Biegungen, Busen und Buch-
ten des weiblichen Körpers hat er es versäumt, sich wie
Odysseus an den Mast zu fesseln, und verliert sein eigent-
liches Ziel aus den Augen. Er erliegt statt dessen dem elementaren physischen Trieb, tiefer zu dringen (Abb. 38).
Die künstlerische Sichtweise geht in obszönen Voyeuris-
mus über, wobei der Künstler nun seinerseits der Spanner
ist.

Dennoch hat sich Picasso bei all seiner Senilität jene
starke Ausdruckskraft bewahrt, die viele seiner Bilder zu
Höhepunkten erotischer Kunst macht. Man hätte den
Ausspruch, er habe „mit dem Penis gemalt", eher von
ihm erwartet als von Renoir, der Entsprechendes von sich
gesagt haben soll – klingt doch eine solche Formulierung
aus dem Munde Renoirs viel zu plump, als daß sie die un-
terschwellige Erotik zutreffend bezeichnen könnte, die eine Grundströmung in seiner Malerei bildet.

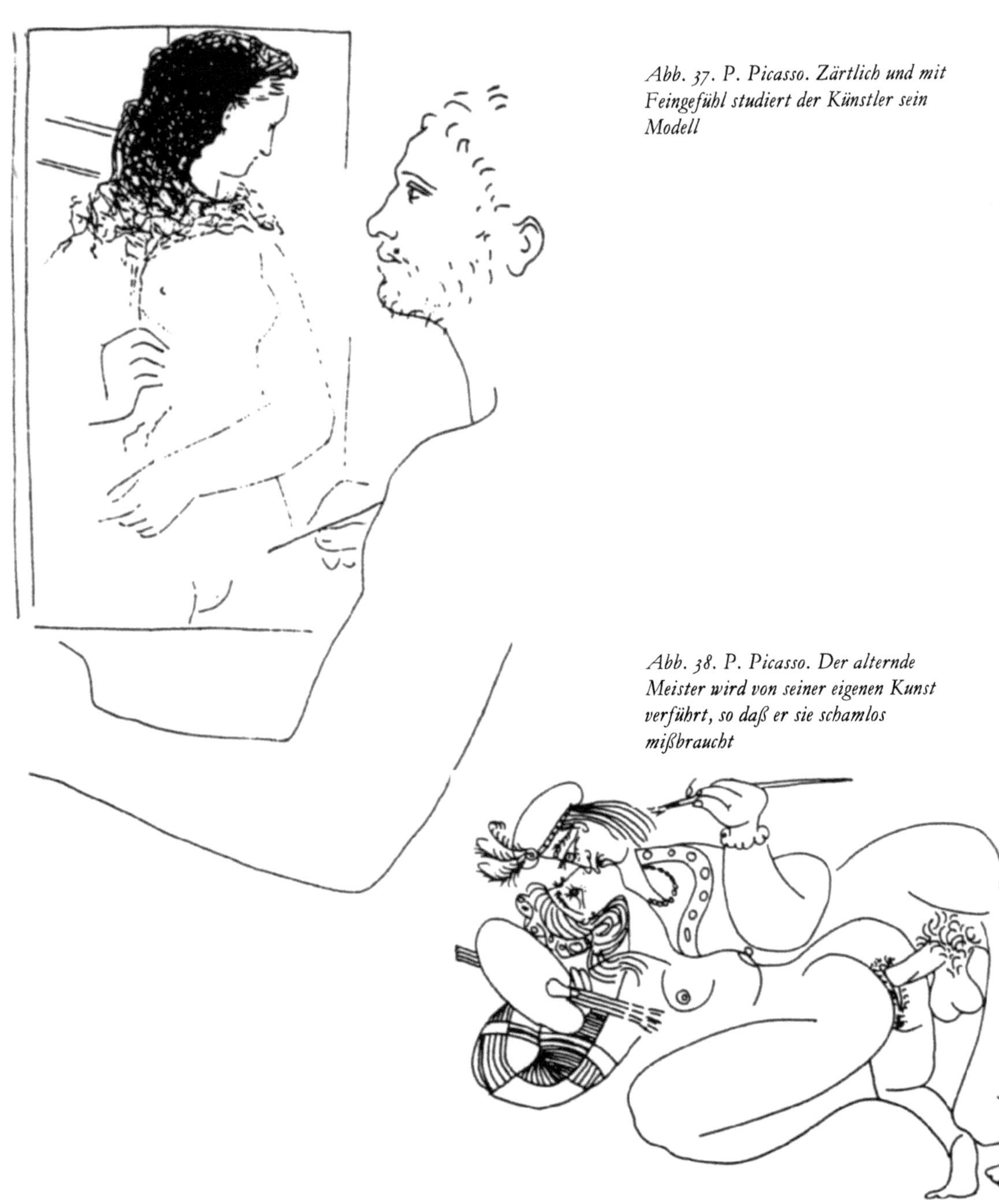

Abb. 37. P. Picasso. Zärtlich und mit Feingefühl studiert der Künstler sein Modell

Abb. 38. P. Picasso. Der alternde Meister wird von seiner eigenen Kunst verführt, so daß er sie schamlos mißbraucht

Renoir war einer jener begnadeten Künstler, deren
geistige Frische sich bis hinauf ins Alter erhalten hat —
auch wenn es von allerhand Gebrechen begleitet war. Bei
Menschen dieser Art beobachtet man häufig eine Sehnsucht nach den Freuden der Jugend. In seinen mittleren
Jahren hatte Renoir hin und wieder einen Ehrgeiz, dem
man bei Künstlern manches Mal begegnet: sich über die
Grenzen der eigenen Fähigkeit hinauszuwagen. In seinem
Bestreben, sich klassischen Idealen anzupassen, konnte er
lasch und trocken wirken. Im Laufe der Zeit jedoch ge-
wann er seinen ganz persönlichen künstlerischen Stil zurück. Obwohl er an einem schmerzhaften altersbedingten
Rheuma litt, das ihn dazu zwang, sich auf der Innenfläche
seiner Hand Wattepolster anzubringen, um den Pinsel
halten zu können – wir sehen das auf einem seiner Selbstportraits (Abb. 39) —, malte er Bilder, von denen eine ju-

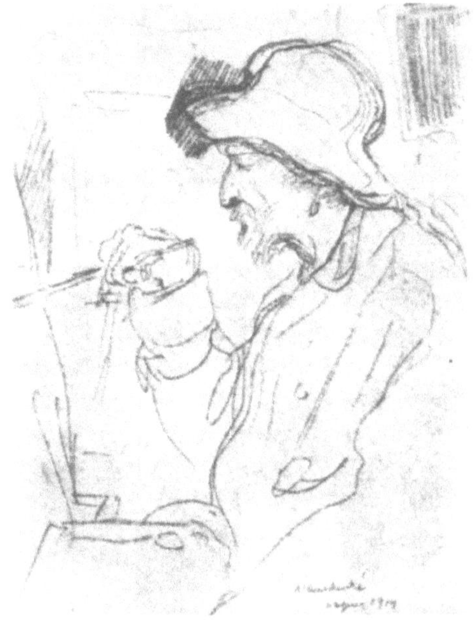

*Abb. 39. A. Renoir. Auf einem
Selbstportrait zeigt uns der Maler, wie er
Wattepolster in seiner Hand befestigt
hat, um überhaupt noch den Pinsel halten
zu können*

gendliche Heiterkeit ausgeht; er hatte seine Freude daran,
Kinder zu malen, junge Mädchen und die Blumen des
Frühlings (vgl. auch das Vorsatzblatt).

Der alte Montaigne liefert uns den passenden Begleit-
text: „Die Jugend schaut nach vorn und das Alter zurück;
war das nicht die Bedeutung von Janus Doppelgesicht?
Sollen mich die Jahre doch mit sich forttragen; wenn es
sein muß, dann bitte – nur sollen sie mich rückwärts
schultern! Solange meine Augen noch die seligen verflos-
senen Tage des Lebens gewahren, kann ich dann meine
Blicke so manches Mal zu ihnen lenken. Auch wenn die
Jugend mir einst aus Blut und Adern entströmt ist, werde
ich ihr Bild nicht aus meiner Erinnerung tilgen. ‚Wem die
Vergangenheit präsent ist, der lebet zweimal‘, sagt Mar-
tial.“

Esaias Tegnér ist pathetisch: für diesen „ewigen
Jüngling mit ewiger Lust“ war es besonders bitter, krank
und ein Greis zu werden. „Je älter, hinfälliger und ver-
drießlicher man wird, desto höher schätzt man das Gedächtnis der Jugend. Kennten die Bäume ein Sehnen, so
würden sie, des bin ich sicher, beim Fallen der Blätter des
Frühlings gedenken – im Herbst bin auch ich nun.“

Es scheint, als habe Renoir den Reminiszenzen an seine Jugend im gleichen Maße gehuldigt – nur eben auf eine
frische, lebendige Weise; wir sehen, wie natürlich und
ungezwungen er seine Landschaften nach den klassischen
Regeln der Komposition malt. Ja, sein gesamtes Kolorit
wird auf einmal noch heller und verlagert sich innerhalb
des Spektrums nach Rot hin – vielleicht aufgrund seines
grauen Stars, mit Sicherheit aber auch mit der bewußten
Intention, einen wärmeren Grundton zu erreichen.

In diesem Zusammenhang ist die Hypothese zu er-
wähnen, wonach Renoirs Rheuma eine Berufskrankheit
und die Folge einer Vergiftung durch die von ihm be-
nutzten Pigmente gewesen sein soll. Da seine leichten

Farben schwere Metalle benötigten, mußte er womöglich
für jenes strahlende Leuchten, das uns alle so sehr ent-
zückt, mit seiner Gesundheit bezahlen.

Dieselbe Erklärung hat man auch für Raoul Dufys
Gelenkrheumatismus gegeben, doch unterscheidet sich
die Entwicklung seiner Krankheit in zwei wichtigen
Punkten: zum einen hatte sich sein Leiden wesentlich
früher bemerkbar gemacht, zum anderen hatte es ihn erheblich mehr beeinträchtigt. Hinzukommt, daß er in eine
ärztliche Behandlung geriet, die eine sichtliche Besserung
bei ihm herbei herbeiführen konnte. Sein Arzt sagt: „In
Raoul Dufys Krankheitsgeschichte begegnet uns einer jener seltenen Fälle, in denen die medizinische Forschung
einen Stand erreicht hatte, von dem aus sie die Schaffenskraft eines großen Künstlers zu retten und damit das kul-
turelle Erbe zu bereichern vermochte"[26].

Diese einzigartige Tatsache ermöglicht es uns nicht
nur zu beobachten, wie Dufys Werk ebenso wie sein Körper infolge einer Erkrankung entstellt wurde – wir sehen
auch, wie beide durch den Einsatz der Medizin zu ihrer
früheren Form zurückfinden konnten, ja vielleicht sogar
die Möglichkeit zu einer Fortentwicklung erhielten (Abb.
40 und 41). Dies geschah, als Dufy 73 Jahre alt war, ge-
brechlich und nach seinem 15jährigen Martyrium völlig
unbeweglich. Seine Linien waren genauso steif wie seine
Gelenke. Dr. Homburger, der sich immer schon für
Kunst interessiert hatte, war davon benachrichtigt worden, und weil er eben erst Proben für Vorversuche mit
ACTH und Cortison (den damals gerade entdeckten Hor-
monen zur Bekämpfung von entzündlichen Prozessen) erhalten hatte, schrieb er Dufy einen Brief. Er lud ihn nach
Boston ein und fragte, ob er nicht einer der ersten Patienten werden wolle die mit dem neuen Medikament behandelt würden. Das Resultat war überwältigend: innerhalb
weniger Tagen konnte Dufy seine Glieder wieder bewe-

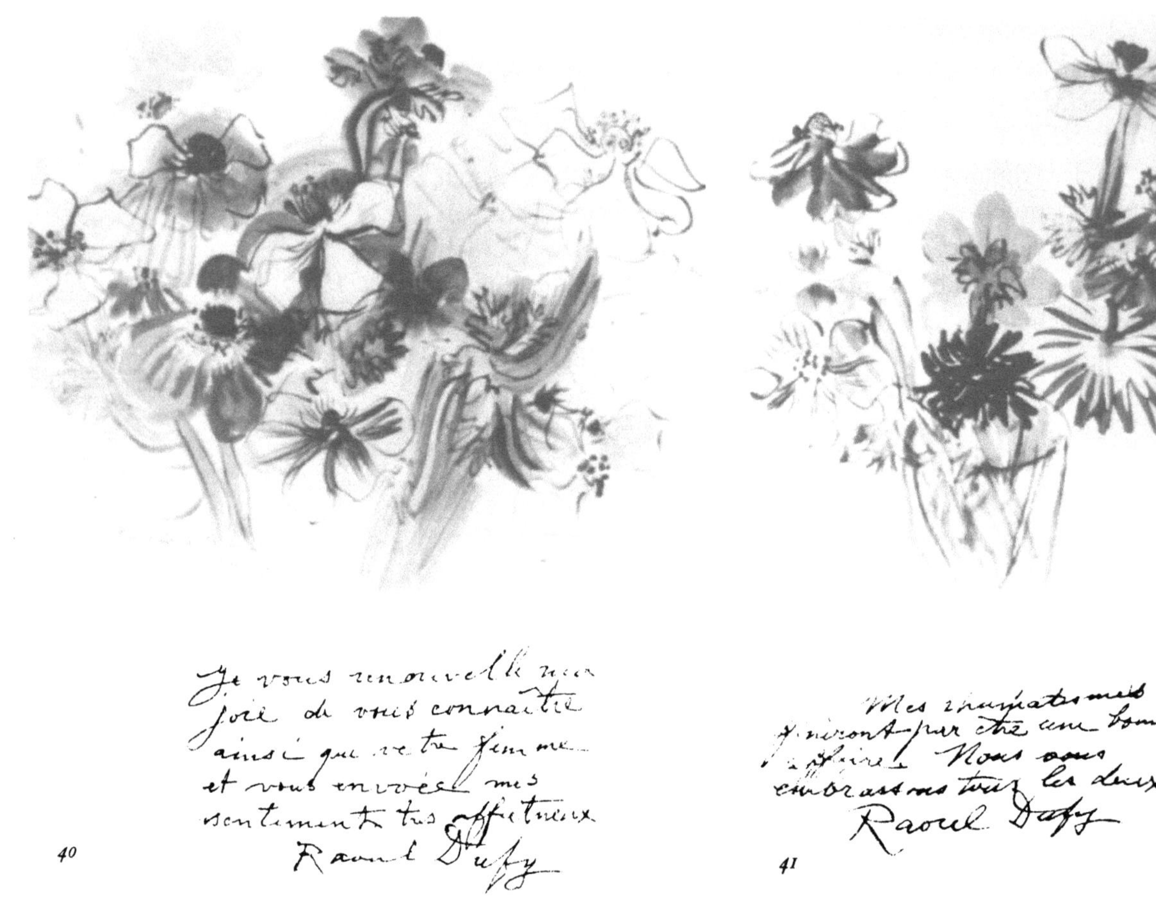

gen. Zum erstenmal seit etlichen Jahren konnte er ohne fremde Hilfe die Farben aus den Tuben drücken. Und nach weiteren 6 Wochen war er wieder auf den Beinen: lebensfroh und eifrig tätig. Die Auswirkungen auf sein Werk sind nicht zu übersehen: man braucht nur seine Bilder und seine Handschrift aus der Zeit vor der Behandlung mit denen aus der Zeit danach zu vergleichen. Seine Kunst blühte noch einmal auf, und er verfügte souverän über seine Mittel. Medikamente dieser Art führen nicht

Abb. 40. R. Dufy. Auf dem Höhepunkt seiner Krankheit erkennt man sowohl auf dem Aquarell als auch in der Handschrift die ungelenke und eckige Linienführung des Künstlers

Abb. 41. R. Dufy. Nachdem er wieder hergestellt ist, sind die Linien weich und die Blumen aufgeblüht

selten zu einer gewissen Euphorie, was auch Dufy bemerkte; und so gab er einem seiner wundervollen Blumenstilleben den Titel *Cortison*.

Hatte ihn nun seine Genesung wirklich künstlerisch voran gebracht? Überlassen wir die Antwort am besten dem Maler selbst: „Alles geht mir wieder prächtig von der Hand. Ich weiß nicht, ob es am Cortison liegt oder an den anderen Medikamenten – jedenfalls bringe ich jetzt Sachen hin, die ich als junger Mann studiert habe und mit denen ich seinerzeit nicht zufrieden war. Für Bilder, die ich im Stile Cézannes komponierte, habe ich reine und ungewöhnliche Farbkombinationen gewählt. Dergleichen habe ich in den zurückliegenden 30 Jahren vergeblich versucht. Ist es also eine Wiedergeburt oder ein Schwanengesang des Fauvismus? Haben sich meine Sinne vor lauter Freude über die gelungene Arbeit womöglich blenden lassen?"

Beeinträchtigungen der Sehkraft
und des Gehörs

Es ist eine Selbstverständlichkeit, daß Künstler, die auf ihre Wahrnehmungen angewiesen sind, besonders stark von ihren Sinnen abhängen – vor allem von ihrer Sehkraft und ihrem Gehör. Beides kann mit fortschreitendem Alter nachlassen, freilich auch von einer Krankheit beeinträchtigt werden. Man wird davon ausgehen können, daß eine Veränderung der Sehfähigkeit einen bildenden Künstler und sein Werk am empfindlichsten berührt. Als Degas eines Tages immer schlechtere Augen bekam, verlegte er sich von der Malerei auf die Plastik: da konnte ihm wenigstens sein Tastsinn noch helfen. Daß Whistler und Léger beide farbenblind waren, können Fachleute ihren Bildern entnehmen. Die gewöhnlichste und evidenteste Sehstörung ist im übrigen jene, die vom grauen Star hervorgerufen wird – einer Trübung der Linse also.

Claude Monet, der Schöpfer der strahlendsten Bildes des Impressionismus, war völlig verzweifelt, als er wegen seines grauen Stars nicht mehr richtig sehen konnte[62]. (Abb. 42). Die Auswirkungen dieser Krankheit waren eklatant. Die Formen hatten ihre Konturen verloren und wirkten verschwommen; seine Pinselführung wurde unsensibel, manchmal – wie aus Verzweiflung – geradezu zornig. Sein Farbsinn war abgestumpft, und der Ton seiner Bilder tendierte innerhalb des Spektrums nach Rot, da seine trüben Linsen alle anderen Farben herausgefiltert hatten – sogar das Blau bekam noch einen Anflug von Purpur.

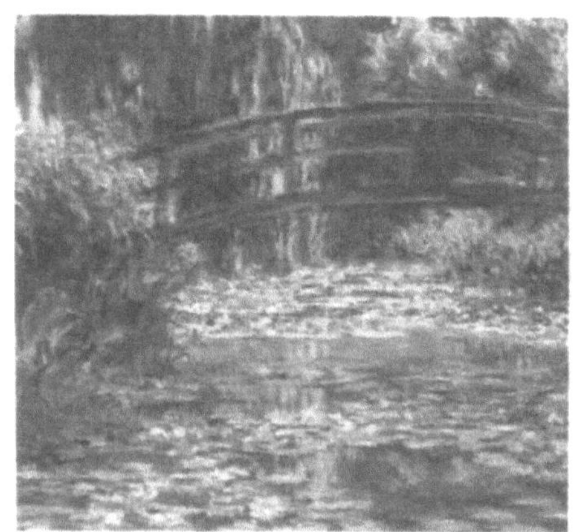

a

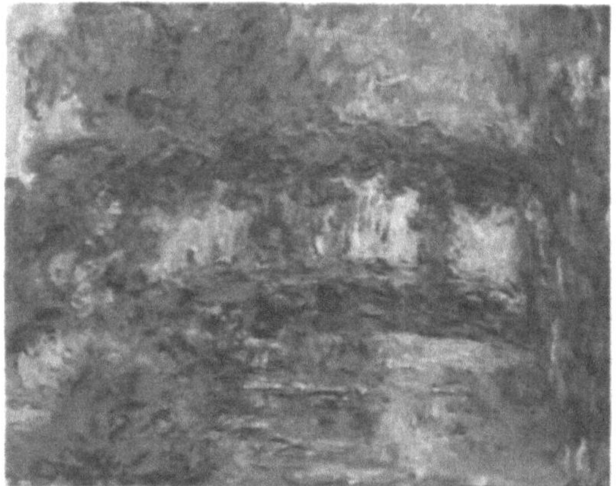

b

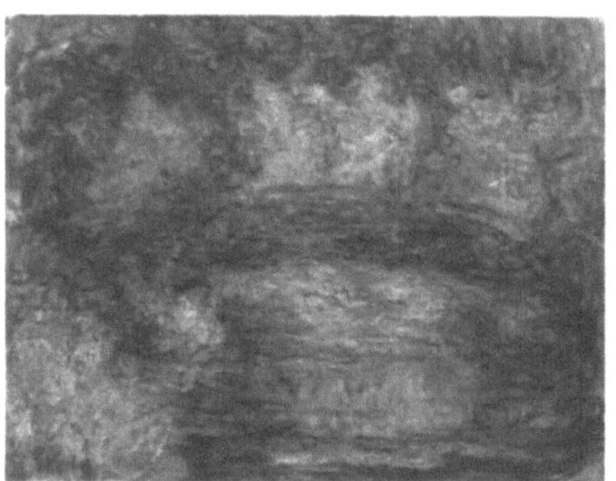

c

Abb. 42 a–c. C. Monet. Ein Winkel im Freien – gesehen von ein und demselben Temperament, jedoch mit jeweils anderen Augen. (a) Die japanische Brücke in Monets Garten in Giverny, wie sie der große Impressionist mit gesunden Augen dargestellt hat. „Gewiß, er ist nur ein Auge – aber was für eins!" rief Cézanne. (b) 20 Jahre später dasselbe Motiv, aber jetzt durch trübe Augenlinsen gesehen, die alle Töne herausgefiltert haben – bis auf Rot und Gelb, die daraufhin dominierten. Der Künstler selbst bemerkte, daß seine Farben „verdammt falsch" geworden waren. (c) Schließlich noch einmal dasselbe Motiv – diesmal mit Augen gesehen, aus denen die trüben Linsen operativ entfernt worden sind. Das Ergebnis war, daß die farbliche Wahrnehmung sich nach Blau hin verlagerte. Mit Hilfe getönter Augengläsern fand Monet am Ende seines Lebens jedoch zu einer unverfälschten Wahrnehmung der Farben zurück

Nachdem sein Star operiert worden war, verbesserte sich seine Sehkraft zwar erheblich; aber jetzt war er schockiert, als er seine roten Landschaften aus den letzten Jahren erblickte: „Mir wird immer klarer, daß die Augen eines Malers niemals wiederherzustellen sind. Wenn ein Sänger seine Stimme verliert, dann zieht er sich zurück." Auf einigen seiner Bilder korrigierte er die Farben, andere vernichtete er – zertrampelte sie sogar. Seine Freunde konnten kaum noch welche retten. Als man die getrübten Augenlinsen später entfernt hatte, übertrieb er fortan das Blau. – Er merkte es selbst; aber nur, weil seine Farbtuben gekennzeichnet waren. „Widerlich ist das, ekelhaft. Ich sehe alles blau."

Nach und nach verbesserte sich sein Farbsinn – zum Teil mit Hilfe von getönten Augengläsern – , und so konnte er am Ende gelassen letzte Hand an sein klassisches Meisterwerk legen: die großen dekorativen Gemälde ätherischer Seerosen, die auf einer Wasserfläche schwimmen, in der sich der Himmel und ein überirdisches Licht spiegeln.

Es ist mittlerweile bewiesen, daß es keine Sehstörung war, die El Greco dazu gebracht hat, seine Figuren überlängt darzustellen[25]. Da er seine Modelle und seine Gemälde mit ein und denselben Augen sah, hätten sich die Folgen eines eventuellen Astigmatismus beim Malen wieder aufheben müssen. Ebenso schlagend ist der ästhetische Beweis. Auf zahlreichen seiner Bildnisse sind die Menschen auf gewissen Partien stark gestreckt, während sie auf anderen gänzlich normal sind – was bezeugt, daß er seine Gestalten mit Absicht verzerrt hat, um den künstlerischen Ausdruck zu erhöhen. Dies wird sehr deutlich auf einem der schönsten Kunstwerke der Geschichte, dem *Begräbnis des Grafen von Orgaz* (Abb. 43). Unten auf Erden, wo man gerade im Begriff steht, den Leichnam beizusetzen, verfügen alle über eine ganz gewöhnliche Figur. Oben

Abb. 43. El Greco, Begräbnis des Grafen von Orgaz. Die Erdenbewohner sind von gewöhnlichem Wuchs, während die himmlischen Wesen ekstatisch überlängte Gliedmaßen haben

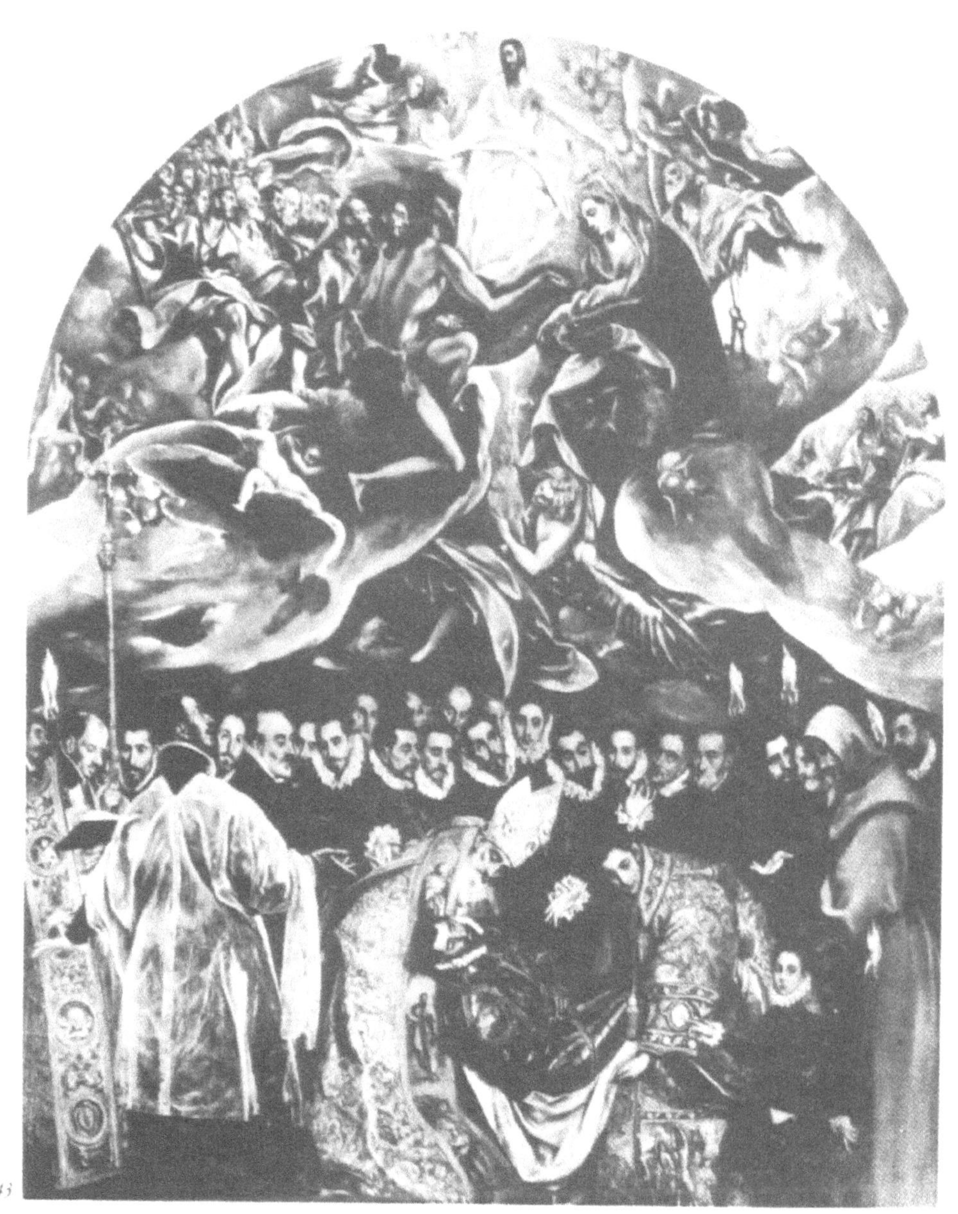

jedoch, wo sich der Himmel gewaltig auftut, da haben alle, auch der Tote, der vor Gott auf die Knie gesunken ist, jenen langgezogenen Körper, der bei El Greco den himmlischen Gestalten eigen ist.

Seit der Antike ist der Verlust der Sehfähigkeit mit der Gabe der Weissagung und des Dichtens verknüpft. Homer berichtet von Demodokos, dem „göttlichen Sänger":

Jetzo kam auch der Herold und führte den lieblichen Sänger,
Diesen Vertrauten der Muse, dem Gutes und Böses
verliehn ward; Denn sie nahm ihm die Augen und gab
ihm süße Gesänge.

"Süße Gesänge" spenden öfter den trefflichsten Trost. Milton vollendete sein *Wiedergewonnenes Paradies*, nachdem er ganz und gar blind geworden war. In einem berühmten Sonett –

Wenn ich bedenke, wie mein Licht verbrennt
noch vor der Hälfte meiner Erdenzeit –

nennt er seine Blindheit ein „sanftes Joch":

„Heischt Gott ein Tag-Werk, der kein Licht mir beut'?"
so frag ich dumm. „Schweig still!" – Geduld erkennt
mein Fehlen; sie erklärt mir flugs: „Gott braucht nicht
irgendeines Werk noch Gabe. Die sein sanftes Joch ertragen,
sind ihm lieb."

Und dennoch konnte ihn seine Krankheit zuweilen heftig ankommen. Als er zum zweitenmal heiratete, war er bereits blind und nicht in der Lage, seine junge Frau anders zu sehen denn in flüchtigen Träumen. Als sie zwei

Jahre später im Kindbett starb, beweint er seinen doppelten Verlust mit einer letzten, sublimen Zeile:

Methought I saw my late espoused Saint
– such, as yet once more I trust to have
full sight of her in Heaven without restraint,
Came vested all in white, pure as her mind:
Her face was veil'd, yet to my fancied sight,
Love, sweetness, goodness, in her person shin'd
So clear, as in no face with more delight.
But O, as to embrace me she inclin'd
I wak'd, she fled, and day brought back my night.

Milton fand einen Leidensgenossen in der Bibel: Simson Agonistes, der in Gaza geblendet worden war. Der Riese stöhnte und rief:

… vor allem,
Verlust des Augenlichts, beklag' ich mich!

Als Händel nach Miltons Text ein Oratorium komponierte, begann auch er, seine Sehkraft zu verlieren; und so konnte er die Gefühle des blinden Simson aus gleicher Betroffenheit interpretieren:

O Nacht, Nacht, Nacht, im vollen Mittagsglanz,
Unrettbare, vollständ'ge Finsternis
Ohn' alle Tageshoffnung!

Allen dreien – Simson, Milton und Händel – stellte das Licht (nunmehr ein verlorenes Paradies) das höchste Gut der Schöpfung dar:

O erstgeschaffener Strahl, du großes Wort:
„Es werde Licht, und Licht ward über allem",
Warum entbehre ich dein erst Gebot?

Als diejenigen unter den Zuhörern, welche um die Zusammanhänge wußten, solche Worte und Töne vernahmen, konnten sie ihre Tränen nicht mehr zurückhalten.

James Joyce erachtete die Blindheit für eines der geringeren Übel in seinem Leben; und Jorge Luis Borges meinte: „Allmählich zu erblinden, ist nichts Tragisches. Es ist wie ein langsam erlöschender Sommerabend." Seine innere Sehfähigkeit ermöglichte es ihm, in langen Jahren der Blindheit die schönsten seiner Werke zu diktieren. Der blinde Dichter sieht das Unsichtbare, ohne von irdischem Blendwerk abgelenkt zu werden – ebenso wie der taube Komponist nicht vom Gedröhn des Alltags gestört wird.

Die Bedrohung durch eine schwere Krankheit kann den einzelnen manchmal genauso aus der Bahn werfen wie die Krankheit selbst. Es steht inzwischen fest[66], daß Emily Dickinson geschielt hat und mit dem Verlust ihrer Sehkraft rechnen mußte (Abb. 44), „der einzigen Heimsuchung, die mich jemals zittern gemacht hat. Es bestand die Gefahr, vom Liebsten im Leben abgeschnitten zu werden: von den besten Freunden meiner Seele – Den Büchern." Sie war bei einem berühmten Arzt in Boston in Behandlung und wurde vermutlich auch von ihm operiert. Und natürlich ängstigte sie sich bei dem Gedanken, unter Umständen blind zu werden: „Der Doktor ... hätte genausogut sagen können: ‚Wenn die Augen aufhören zu sehen, hört das Herz auf zu schlagen.' " Es war derselbe Aufschrei der Verzweiflung, der sich Beethoven entrungen hatte, als er merkte, daß er taub werden sollte.

Wenn man bei Künstlern die Folgen eines Funktionsverlusts der verschiedenen Sinne gegeneinander abwägt, dann scheint es, als ob Taubheit ein schlimmeres Handi-

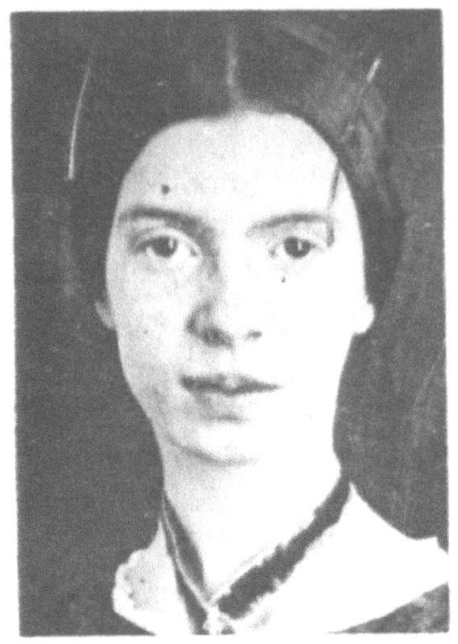

a

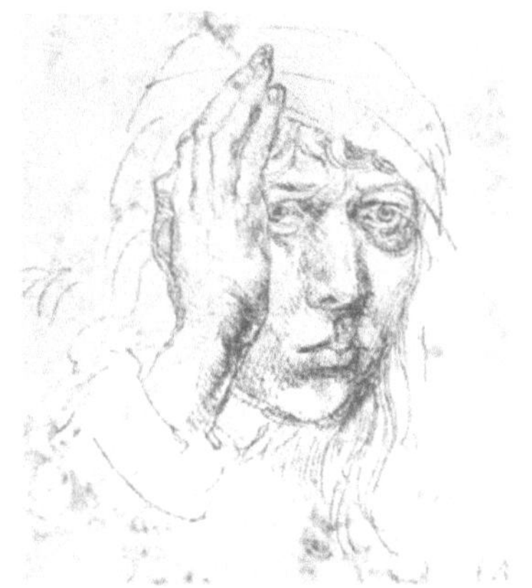

b

Abb. 44. (a) E. Dickinson. Auf dieser Daguerrotypie der Dichterin zeigt die unterschiedliche Position des Lichtreflexes in ihren Pupillen, daß sie schielt. (b) Dieses Schielen freilich war gar nichts im Vergleich mit dem Schielen Dürers; auf seinem Selbstportrait deckt er ein Auge mit der Handfläche ab, um nicht wieder eines dieser lästigen Doppelbilder zu sehen

cap wäre als Blindheit – mit jener Ausnahme natürlich, daß Blindheit die Ausübung von bildenden Künsten verhindert[12]. Bei genauerem Nachdenken ist leicht zu begreifen, daß man eher isoliert, eher vom sozialen Verkehr abgeschnitten ist, wenn man seine Mitmenschen nicht mehr hören, nicht mehr an ihren Gesprächen teilnehmen kann, als wenn man sie nicht mehr sieht. Der Wegfall der vertrauten ständigen kleinen Nebengeräusche um uns herum erzeugt ein beklemmendes Gefühl von totenstiller Einsamkeit, Goya, Swift und Beethoven sind vorzügliche Beispiele dafür.

Deutlicher und nachhaltiger als bei jedem anderen durchdringt die Misanthropie und Niedergeschlagenheit, die von einer plötzlich auftretenden Taubheit erzeugt wird, die Arbeiten Francisco Goyas. Auch wenn er in jungen Jahren gewöhnlich unbeschwert war – in Worten wie in Werken „der glücklichste Mensch auf Erden" – und ein strahlendes Licht über die schönen Gestalten auf seinen frühen Bildnissen ausgoß, hatte Goya doch auch Phasen der Melancholie – wie sie alle Menschen mit einem angespannten Intellekt gelegentlich durchmachen[47]. Im Vergleich zu den gewaltigen Gewitterwolken, die später heraufziehen sollten, waren dies indessen nur flüchtige Sommerschauer. Im Alter von 47 Jahren befiel ihn eine seltsame Krankheit, die ihn zeitweilig blind und auf immer taub gemacht hat. Wie gelähmt von diesem Schock war Goya anfangs gänzlich außerstande irgendetwas zu schaffen; als er dann schließlich zur Malerei zurückkehren konnte, waren aus seinen lieblichen Träumerein gräßliche Alpträume geworden, in denen seine tiefe Verbitterung und sein Mißtrauen gegenüber allem Menschlichen zum Ausbruch kamen. Das kulminierte in den makabren „schwarzen Gemälden", den „*negros*", die in einer Periode der Schwermut in seinen letzten Jahren entstanden.

Dazwischen freilich war er auch in Phasen voller Heiterkeit tätig, und dann traten die misanthropischen Züge
– zum Beispiel in gewissen Auftragsarbeiten – zurück.
Ein Zeichen dafür sind die verschiedenen Rollen, die er
dem Symbol der Zeit zuteilt. In einem großen Gemälde,
das sich im Nationalmuseum in Stockholm befindet, der
Allegorie auf die Annahme einer neuen Verfassung in Spanien
(Abb. 45), sind seine Farben leuchtend und warm[53]. Die
Zeit wird hier von einem liebenswerten alten Mann vertreten, der dafür sorgt, daß das Stundenglas nicht leer

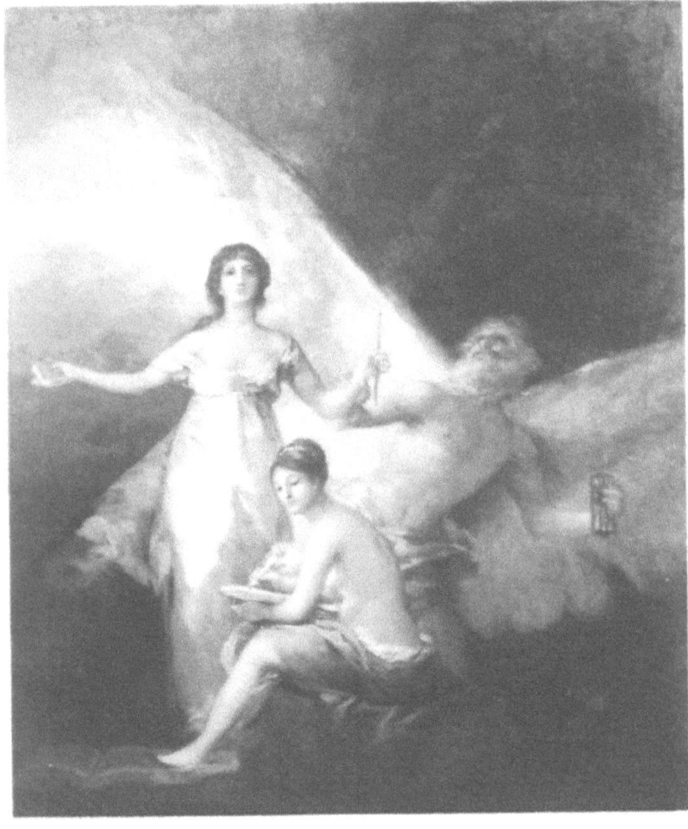

Abb. 45. F. Goya, Allegorie auf die Annahme einer neuen Verfassung in Spanien

rinnt, sondern es umdreht und damit andeutet, daß ein
neuer, hoffnungsvoller Abschnitt in der Geschichte des
Landes beginnt. Ganz anders sieht es auf dem „schwarzen
Gemälde" aus, das Goya für sich behielt. In einem Brief
an einen Freund schreibt er: „Um meine Phantasie in
Gang zu bringen, die durch das permanente Grübeln über
mein Unglück schon ganz unbeweglich geworden ist, habe ich ein paar neue Sachen angefangen. Darin habe ich eine Reihe von Ideen verwirklichen könne, die ich bei meinen Auftragsarbeiten schwerlich unterzubringen vermochte – denn ich habe meiner Imagination und meinen
Einfällen einfach freien Lauf gelassen." Auf dem Bildnis,
das in Goyas Speisezimmer hing und das den Riesen Saturn zeigt, der gerade seine Kinder frißt (Abb. 46), sehen
wir noch einmal die Zeit – jetzt aber rastlos: wie sie die
Stunden hervorbringt, die sie, ohne Erbarmen, im selben
Augenblick auch schon wieder verschlingt und vernichtet, wodurch alles seinen Sinn verliert. Diese Vorstellung
ist nahe verwandt mit jener, die ein moderner Physiker so
formuliert hat: „Je mehr man das Universum durch-
schaut, desto sinnloser kommt es einem vor"[68].

Wie sehr doch Goya an Swift erinnert! Das *Ménière-
Syndrom*, an dem dieser litt und das sich in vermehrt auftretenden Schwindelanfällen und wachsender Taubheit
manifestierte, trug in hohem Maße zu seiner tiefwurzeln-
den Skepsis gegenüber allem bei, was Mensch heißt. Ihren
drastischsten Ausdruck fand sie in seinem *Bescheidenen
Vorschlag, wie man verhindern kann, daß die Kinder der Armen
ihren Eltern oder dem Lande zur Last fallen.* Er ventiliert darin den Gedanken, daß die irischen Kinder gemästet und
als Nahrungsmittel zum Schlachten nach England ver-
kauft werden sollten.

Naturgemäß spielt das Gehör bei jenen Künstlern eine wichtige Rolle, die mit Tönen zu arbeiten haben: den

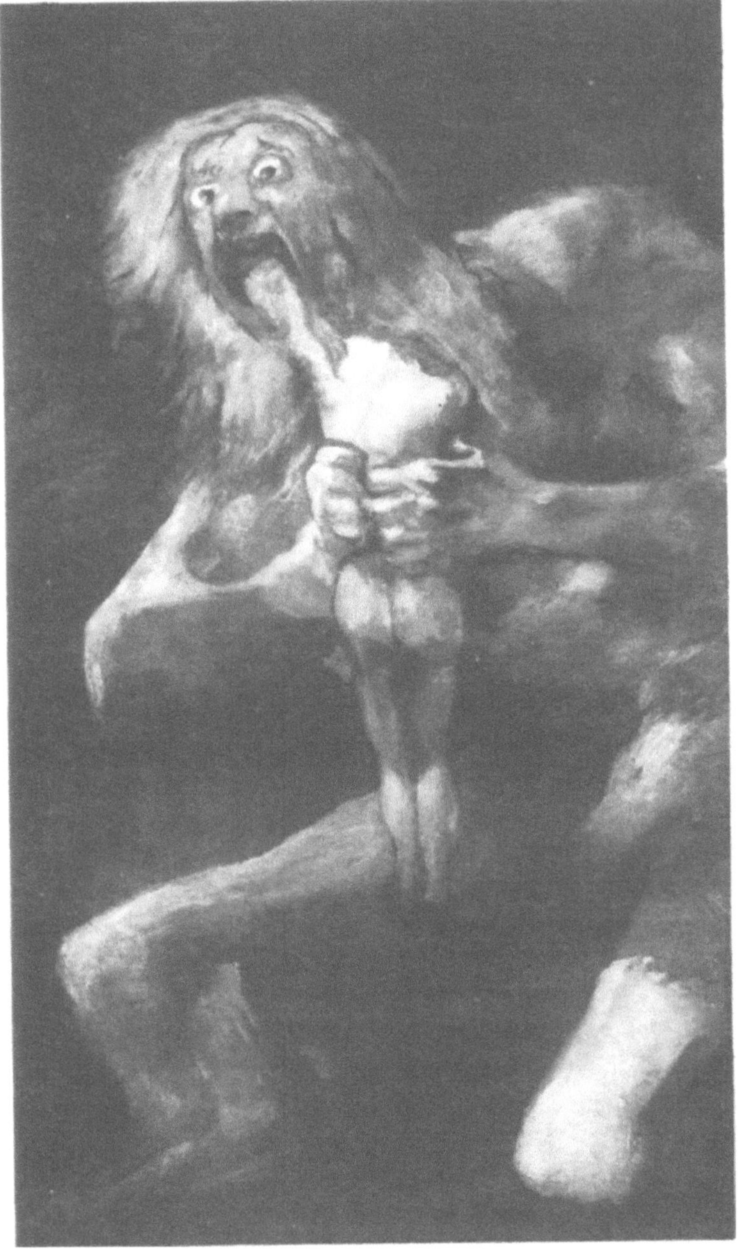

Abb. 46. F. Goya. Auf diesem „schwarzen Gemälde" erschafft Saturn die Stunden, seine eigenen Kinder, die er anschließend verschlingt

Komponisten. Beethoven zeigte schon im Alter zwischen 20 und 30 Jahren die ersten Anzeichen von Taubheit; die letzten Jahre seines Lebens war er völlig gehörlos und damit auf den einsamsten aller menschlichen Seinszustände verwiesen.

Den aber konnte er, wie aus den herzzerreißenden Worten seines „Heiligenstädter Testaments" hevorgeht, kaum ertragen: „O ihr Menschen, die ihr mich für feindselig, störrisch oder misanthropisch haltet oder erklärt, wie ungerecht tut ihr mir, ihr wißt nicht die geheime Ursache von dem, was euch so scheinet. Mein Herz und mein Sinn waren von Kindheit an für das zarte Gefühl des Wohlwollens; selbst große Handlungen zu verrichten, dazu war ich immer aufgelegt. Aber bedenkt nur, daß seit sechs Jahren ein heilloser Zustand mich befallen ... ... ich bin taub. Ach, wie wär' es möglich, daß ich dann die Schwäche eines Sinnes angeben sollte, der bei mir in einem vollkommeneren Grade als bei andern sein sollte, einen Sinn, den ich einst in der größten Vollkommenheit besaß, in einer Vollkommenheit, wie ihn wenige von meinem Fach gewiß haben, noch gehabt haben. (...) wie ein Verbannter muß ich leben; nahe ich mich einer Gesellschaft, so überfällt mich eine heiße Ängstlichkeit, indem ich befürchte, in Gefahr gesetzt zu werden, meinen Zustand merken zu lassen. ...

Aber welche Demütigung, wenn jemand neben mir stund und von weitem eine Flöte hörte und ich nichts hörte oder jemand den Hirten singen hörte und ich auch nichts hörte! Solche Ereignisse brachten mich nahe an Verzweiflung, es fehlte wenig, und ich endigte selbst mein Leben. – Nur sie, die Kunst, sie hielt mich zurück; ach, es dünkte mir unmöglich, die Welt eher zu verlassen, bis ich das alles hervorgebracht, wozu ich mich aufgelegt fühlte, und so fristete ich dieses elende Leben ... . – Geduld – so heißt es, sie muß ich nun zur Führerin wählen, ich habe es dauernd, hoffe ich, soll mein Entschluß sein, auszuharren, bis es den unerbittlichen Parzen gefällt, den Faden zu brechen; vielleicht geht's besser, vielleicht nicht; ich bin gefaßt. – Schon in meinem 28. Jahre gezwungen, Philosoph zu werden, es ist nicht leicht, für den Künstler schwerer als für irgend jemand.''

Gleichwohl folgte Beethoven nicht allezeit der Geduld. In der *Appassionata* öffnet er seine Seele und läßt ihr seine Verzweiflung und seinen unbändigen Haß auf dieses bejammernswerte Schicksal entströmen. Im großen und ganzen jedoch schaffte er es besser als seine Leidensgefährten, der unbeherrschte Hofmaler aus Madrid und der giftspritzende Dekan aus Dublin, seinen Zustand „philosophisch'' zu bewältigen. Allein auf diese Weise konnte er zum Beispiel die *Pastorale* komponierern, die sich so gewaltig über das menschliche Elend und seine Düsternis erhebt, ja vielleicht gelangte er zu derartigen Höhen gerade durch den Versuch, mit seiner Taubheit fertig zu werden. Es ist ergreifend nachzulesen, wie er sich über die lieblichen Laute der beseelten Natur freut, über Laute, die er jetzt nur noch innerlich vernehmen konnte, denn seine Ohren „sausen und brausen Tag und Nacht fort''.

Ein Otologe hat das faszinierende Experiment veranstaltet, Tonbänder mit Stücken von Beethoven, die aus dieser Periode stammen, so zu manipulieren, daß wir hören können, was der Komponist mit seinem eingeschränkten Hörvermögen überhaupt noch von der eigenen Musik mitbekommen hat. Das ist sicher eindrucksvoll, trägt jedoch nichts zur Klärung der Frage bei, in welchem Umfang Beethovens Werk von seiner Krankheit geprägt ist. Half sie Beethoven, sich von Traditionen und Konventionen freizuhalten? Und förderte sie dadurch das Zustandekommen seiner radikal neuen Tonschöpfungen?

Hector Berlioz, der niemals irgendein Instrument beherrscht hat, gibt uns womöglich einen Hinweis:

„Wenn ich aber an die erschreckende Menge von
Plattheiten denke, welche täglich mit Hilfe des Klavier-
spiels in die Welt gesetzt werden, und mir sage, daß die
meisten Komponisten diese Plattheiten nicht würden
schreiben können, wenn sie lediglich auf Feder und Papier
angewiesen wären, dann kann ich mich nicht enthalten,
dem Zufall zu danken, der mich in die Notwendigkeit
versetzt hat, still und frei komponieren zu lernen. Derselbe hat mich vor der für den Gedanken so gefährlichen Ty-
rannei der Fingergewohnheiten bewahrt und vor der ver-
führerischen Wirkung, welche gewöhnliche Klänge stets
mehr oder minder auf den Komponisten ausüben"[5].

In späteren Jahren war Beethoven tatsächlich vollkommen sicher vor solchen „gewöhnlichen Klängen" –
konnte er doch seine Kompositionen nur mit dem „inneren Ohr" realisieren: jene unhörbare Musik, von der
Keats in seiner *Ode auf eine griechische Urne* spricht:

Erlauschter Klang ist süß; noch Süßres sagt
Der stumme: Linde Pfeifen, stimmet an!
Nicht für das grobe Ohr, nein, schöner schlägt
Mit überstillem Spiel den Geist in Bann.

Wir werden wohl niemals mit Sicherheit herausfinden
können, was die Ursache von Beethovens Taubheit war;
Syphilis ist möglich: „Es soll von den Umständen meines
Unterleibs herrühren." Vieles spricht aber dafür, daß er
an der Paget-Krankheit gelitten hat. Die Symptome seiner
Hörstörungen entsprechen recht präzise denen, die man
in vielen Fällen bei dieser Krankheit antrifft – darüber
hinaus zeigte er noch weitere typische Merkmale hierfür.
Sein Schädelumfang nahm beträchtlich zu: er bekam eine
olympische Stirn, massive Kiefer und ein vorgeschobenes
Kinn. Rossini schreibt, daß seine Augen unter buschigen
Brauen hervorstachen wie aus der Tiefe einer Grotte. Man

kann das alles deutlich auf den Portraits erkennen, die am Ende seines Lebens von ihm angefertigt wurden. Eines von ihnen, 4 Jahre vor seinem Tod gezeichnet (Abb. 47), liefert eine vorzügliche Illustration zu einer Anekdote, die Bettina Brentano erzählt hat: Beethoven war auf einem Spaziergang mit seinem Freunde Goethe, als ihnen die Kaiserliche Familie entgegenkam. Höflich trat der Dichter beiseite und lüftete seinen Hut, während der stierköpfige Tonsetzer den seinen – ihm unterdessen auch viel zu klein gewordenen – nur noch fester in die Stirn zog und stur weiterging.

Als Komponist konnte Smetana genau den Ton treffen, den er ständig im Ohr hatte und der das erste Anzeichen jenes Gehörschadens war, der ihn schließlich taub machen sollte. Im letzten Satz seines Quartetts *Aus meinem Leben* schrillt plötzlich dieser gellende Ton auf, der dem Geräusch in seinem Ohr entspricht und der uns einen Eindruck von der Verzweiflung vermittelt, in die Smetana unter den Druck seiner Krankheit geraten war. Der Satz endet in tiefer Resignation über das unerbittliche Schicksals.

Ein grausameres Spiel als das, welches die Krankheit mit Gabriel Faurés getrieben hat, kann man sich bei einem Künstler kaum vorstellen[20]. Nicht genug damit, daß er seine Hörfähigkeit verlor, nein: auch die Qualität dessen, was er vernahm, veränderte sich so, daß er falsch hörte – die hohen Töne waren um einen Drittelton zu hoch und die Baßtöne um einen Drittelton zu tief. Deshalb kamen seine späten Kompositionen niemals so bei ihm an, wie sie ihm die Eingebung vorgespielt hatte. „Ich höre nichts als Mißtöne", klagte er im Alter.

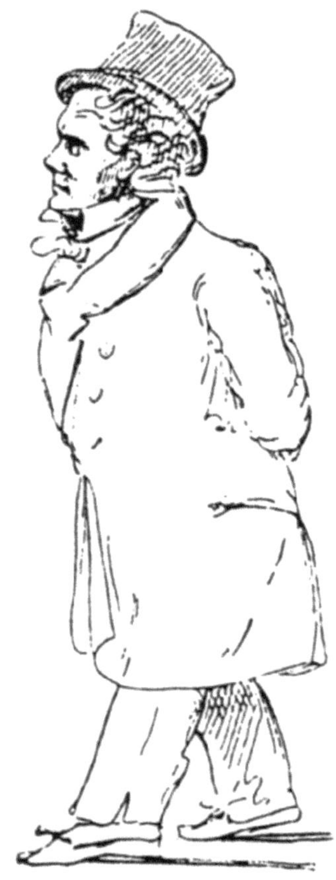

Abb. 47. J.P. Lyser, Beethoven. Vier Jahre vor seinem Tod illustriert eine Zeichnung Beethovens die Symptome der Paget-Krankheit: einen abnorm großen Kopf mit einer vorgewölbten Stirn

Schwere Schmerzen

Schmerzen, eine der grausamsten Heimsuchungen des Lebens, lassen sich in ihrer ganzen Schwere niemals künstlerisch vermitteln – sie sind als Empfindung höchstens dann wirklichkeits- und hautnah darstellbar, wenn sie nicht in Wörtern, sondern in Bildern zum Ausdruck kommen (Abb. 48–51). Lessing jedoch findet sie dann ästhetisch nicht mehr ertragbar. Er wählt anläßlich seiner Erörterung des Ausdrucks von Schmerzen den Mythos des von zwei Seeschlangen vernichteten Laokoon als Beispiel und vergleicht die Darstellung des Helden in der griechischen Marmorgruppe (Abb. 48) mit der des Helden in Vergils *Aeneis*. Lessing weist darauf hin, daß Laokoon als Skulptur nur dargestellt werden konnte, bevor ihn die Schlangen gebissen hätten: noch stöhnt Laokoon und ächzt er nur. Ein weitaufgerissener Mund, „schauerlich gellend", wie ihn Vergil so dramatisch beschrieben hat, würde in der Bildhauerei den Gesetzen der Schönheit widersprochen und dem freien Spiel der Einbildungskraft vorausgegriffen haben.

Man kann sich vorstellen, wie Lessing über Edvard Munchs Schrei (s. Abb. 26) geurteilt hätte oder über Picassos Guernica (Abb. 49), wo Schmerz- und Schreckensschreie aus weit aufgerissenen Mündern schallen.

Doch auch die Dichter haben die Schmerzen mit großem Einfühlungsvermögen beschrieben. Pierre Ronsard, der Renaissancepoet, hatte gehofft, eines Tages eines friedvollen Todes zu sterben:

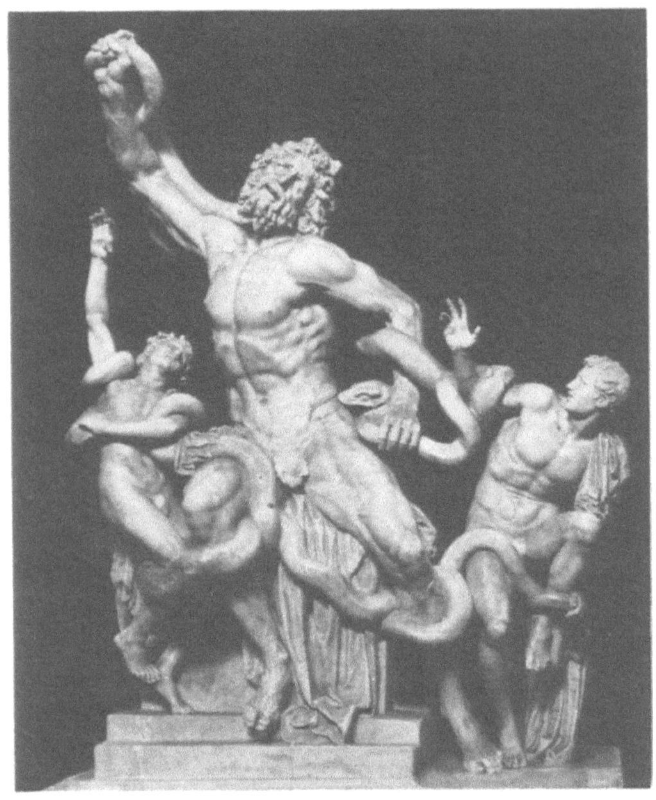

*Abb. 48. Laokoon, Griechenland,
1. Jh. v. Chr.*

*Wird einst mein Stündlein, Fortuna, mir schlagen,
dann schütze mich, bitte, vor Mühsal und Plagen.*

Aber sein Gebet wurde nicht erhört; und so hatte er
infolge seiner Gicht, seines Rheumas und seiner Koliken
unter schweren Schmerzen zu leiden. Seine Seele jedoch
bewahrte sich ihre Größe und Stärke. Während sein Körper zerbrach, vergeistigte er sein Siechtum zu ergreifen-
der und schöner Poesie. Am schlimmsten war für ihn die
Schlaflosigkeit; trüber Begleiter des Schmerzes:

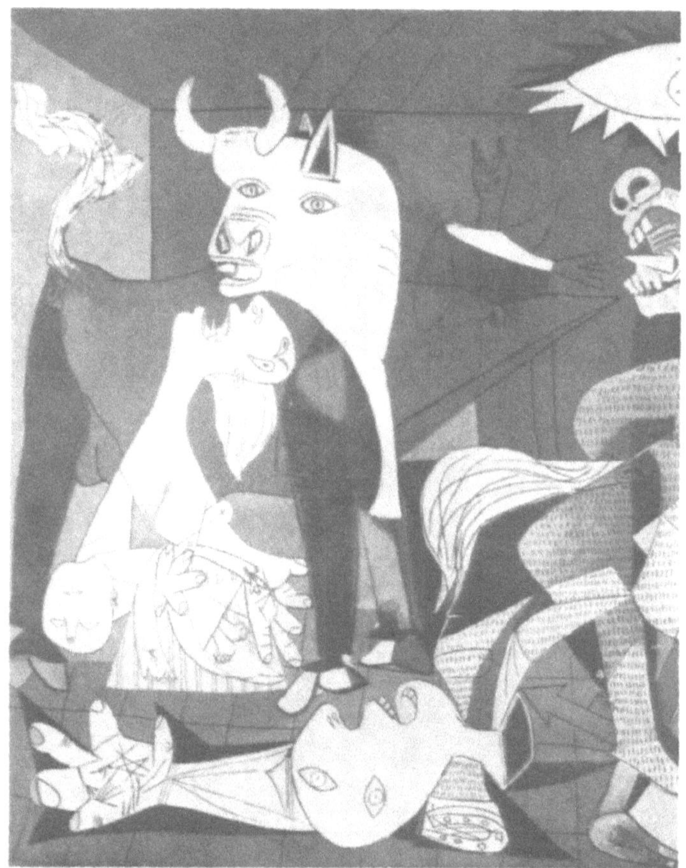

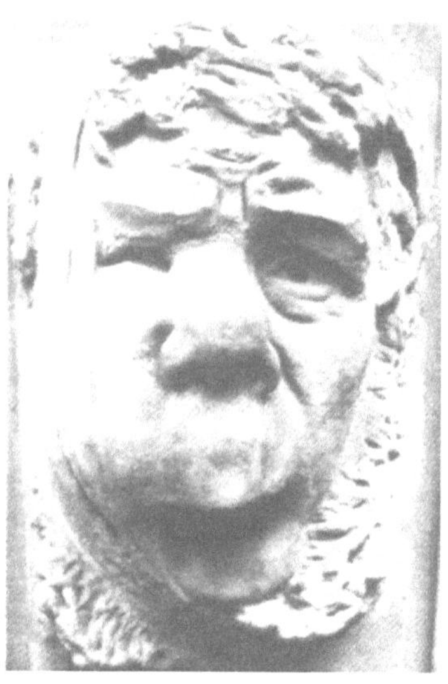

Laß bald die Sonne aufgeh'n dem Leidgeprüften.
Ich sterb mit offnen Augen.
Wohl sechzehn Stunde hab ich mich hin und her gewälzt.
Ich liege, seufze, ächze, stöhne laut
und hoffe, daß der Morgen endlich graut.
Indes, wie innig auch mein Fleh'n gerät
vom Tode bleib ich grausam noch verschmäht.

Abb. 50. A. Böcklin. Schmerz in
realistischer Form. Der Schweizer
Künstler war wütend auf eine Jury, die
ihn seiner Meinung nach nicht gebührend
gewürdigt hatte. Er rächte sich an ihren
sechs Mitgliedern dadurch, daß er sie in
Skulpturen karikierte. Dieser Mann
hier muß ihn besonders verärgert haben

Selbst Shakespeare mußte erfahren, daß neben Leidenschaft und Eifersucht auch andere Qualen im menschlichen Leben unabwendbar sind:

Denn noch bis jetzt gab's keinen Philosophen,
Der mit Geduld das Zahnweh konnt' ertragen,
Ob sie der Götter Sprache gleich geredet
Und Schmerz und Zufall als ein Nichts verlacht.

John Milton teilte diese Ansicht. Im *Verlorenen Paradies* läßt er Satan und seine Gefolgschaft im Kampf mit den Engeln unterliegen, weil er mit seinen Leuten im Handgemenge von bösen Schmerzen behindert wird:

... doch ist der Schmerz
Vollkommnes Elend und das schlimmste übel,
Das, wenn zu groß, jede Geduld besiegt.

Die drei Dichter konnten Immanuel Kants psychische Kraft nicht voraussehen. Dieser Philosoph war ein Pedant – in Königsberg stellte man nach seinem Morgenspaziergang die Uhren – und folgte strengen Lebensregeln. Er atmete immer durch die Nase und niemals durch den Mund, um sich nicht zu erkälten. Er hatte feste Essens- und Schlafenszeiten und hörte eine Viertelstunde vor dem Zubettgehen kategorisch auf, an komplizierte oder aufregende Sachverhalte zu denken, um keine Probleme beim Einschlafen zu bekommen. Man kann sich also ausmalen, was es bedeutete, als er des Nachts von grimmigen Schmerzen aufgeschreckt wurde – von Gichtanfällen, die seine Zehen glühend heiß werden ließen. Im stoischen Bemühen, seine Gedanken von den Schmerzen abzulenken, zwang er sich, intensiv an irgendein „gleichgültiges Objekt" zu denken – wobei Schäfchenzählen für einen so gebildeten Philosophen wie Kant na-

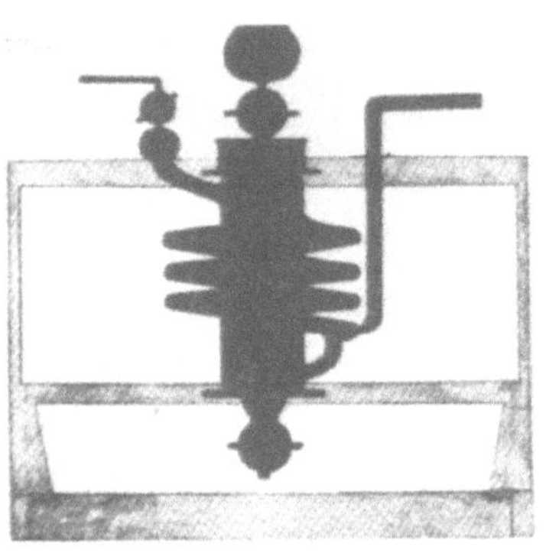

Abb. 51. F. Picabia, Heftiger Schmerzanfall. Symbolisch ist der zugleich mahlende und bohrende Schmerz dargestellt

116

türlich nicht in Frage kam. Das simple Allerweltsthema,
das er sich für seine Übungen stellte, war der Name „Cicero" mit all den Assoziationen, die dieser bei ihm hervorrief!

Das Mittel hatte Erfolg: seine Beschwerden klangen
ab, und er konnte einschlafen. Seither war er fest davon
überzeugt, daß auch die hartnäckigsten Schmerzen bereits
durch die Kraft des Willens verdrängt werden können –
allerdings nicht „bei Weibern und Kindern", denen Kant
als Junggeselle und Sohn seiner Zeit „dergleichen Kraft
des Vorsatzes" nicht zutrauen mochte.

Er trug seine Erfahrungen der Medizinischen Fakultät in einer kleinen Schrift vor und kam darin zu dem
Schluß: „Unglaublich ist es, was der Mensch vermag,
auch im Physischen, durch die Kraft des festen Willens;
und so auch durch die Not, die oft allein einen solchen festen Willen hervorzubringen vermag."

Karen Blixen, alias Isac Dinesen, bewies dann freilich,
daß eiserne Willensstärke kein nur den Männern vorbehaltenes Attribut ist. Ihr – wohl nicht immer ganz gerecht
beurteilter – Ehemann hatte ihr zwar allen Grund zur Eifersucht geliefert, dann aber wenig Trost gespendet, als er
sie mit Syphilis infizierte – wenn die Dinge nicht umgekehrt lagen –; jedenfalls war die Krankheit außerordentlich schmerzhaft. Dennoch erklärte die Schriftstellerin,
daß „alle Sorgen auszuhalten sind, wenn man sie zum Gegenstand einer Geschichte machen kann".

Hätte Thomas de Quincey über dieselbe Unerschütterlichkeit verfügt wie Kant und Karen Blixen und wäre
er gegenüber seiner Trigeminusneuralgie standhaft geblieben, die ihm solche Qualen verursacht hatte, dann wäre er vermutlich nicht rauschgiftsüchtig geworden – und
uns wäre eine der vorzüglichsten Darstellungen sowohl
des Gebrauchs wie des Mißbrauchs von Opium entgangen (vgl. oben S. 38 ff.). Seine Angst vor dem Zahnweh

war ebenso beredt: „Zwei Dinge stumpfen den allgemeinen Schrecken ab, der sich sonst mit Zahnschmerzen ver-
binden würde: zum ersten ist es die weite Verbreitung;
kaum ein Haushalt in Europa ist frei davon, sondern in jedem von ihnen gibt es ein Kämmerlein, das zeitweilig von
dem durch diese grausame Tortur abgepreßten Stöhnen
widerhallt. ... Der zweite Grund liegt in ihrer Ungefähr-
lichkeit. ... Wenn Zahnschmerzen auch nur in einer ver-
schwindend geringen Anzahl von Fällen einen tödlichen
Ausgang hätten, würden sie allgemein als die entsetzlich-
ste Krankheit des Menschen betrachtet ... .''

Bauchschmerzen sind nicht selten ein Zeichen ernste-
rer Erkrankungen. In den 20er Jahren des 19. Jahrhunderts hatten zwei Schriftsteller an verschiedenen Ecken
Europas schrecklich unter Gallensteinen zu leiden – Walter Scott[50] und Esaias Tegnér. Sie sind ein Beispiel dafür,
wie sich ein und dieselbe Krankheit bei verschiedenen
Personen jeweils anders äußern kann. In medizinischer
Hinsicht waren ihre Krankheitsgeschichten einander ungemein ähnlich – doch was für ein Unterschied dann in
der Art und Weise, in welcher auf der einen Seite der robuste Schotte, lahm aber unerschütterlich mit seinem Leiden fertig wurde und auf der anderen Seite der feinfühlige
und zarte Schwede!
Walter Scott nahm alles leicht. Bei seinen Koliken
brüllte er wie ein Stier, so daß die Nachbarn ihn im weiten
Umkreis hören konnten; und eines Nachts, als er fürchtete, jetzt müßte er sterben, nahm er Abschied von seinen
Kindern; sobald sich die Schmerzen dann aber verflüch-
tigt hatten, vergaß er sein Martyrium.
Tegnér hingegen war schlechtweg außer sich; wenn
auch – wie immer – geistreich, rechnete er doch mit seinem vorzeitigen Tod: „Am Neujahrstag hatte ich eine
Kolik, die – wie mich dünkte – meinem poetischen und

theologischen Leben ein Ende machen und mich dadurch
in verschiedenen Dingen unterweisen würde, in denen
mich weder die Poesie noch die Symbolischen Bücher jemals zu belehren vermochten ... Daß wir gemeinhin sterben müssen, weiß ich. Gleichwohl wäre es bei den au-
genblicklichen Umständen ein wenig ungelegen gekommen – nicht so sehr für mich, als vielmehr für die Meinen
... Der ist ein Narr, der schilt, was unvermeidlich ist. Resignation ist das Ergebnis der Lebensweisheit – und: gute
Miene zum bösen Spiel zu machen, das wir Leben heißen
und welches wir verlieren müssen; dies erhellt uns schon
aus der geringsten Reflexion.''

Beide Patienten sollten die Erfahrung machen, daß sogar die Freunde in der Not ein Kreuz werden können.
Scott hatte einen solchen in Lord Buchan. Der versprach
ihm, mit christlichem Eifer seine Bestattung bis ins Detail
zu besorgen – er möge sie nur getrost seiner Lordschaft
anvertrauen! Beispiele gleich taktvollen Verhaltens liefert
auch Tegnérs Schüler Abraham Leijonhufvud: ,,Gott sei
gedankt, daß der Herr Doktor wieder wohlauf ist! Die
Nachricht von Ihrer Erkrankung hat mich baß erschreckt; und dieser Schreck kommt nicht von ohngefähr.
Habe ich doch in diesem Jahr bereits den dritten Gefährten meiner Jugend verloren.'' Kein Wunder, daß die
Adressaten solch aufrichtiger Anteilnahme trübsinnig
wurden!

Wie gesagt, die beiden Dichter reagierten sehr unterschiedlich auf ihre Krankheit. Walter Scott war furchtlos
und tapfer: ,,Ich wäre doch ein Tropf und ein undankba-
rer Schnösel, wenn ich mich über eine Prüfung wie diese
beklagte. Kaum einer hat bis zum heutigen Tage – im
Großen wie im Kleinen – ein Leben führen können, das
so glücklich gewesen wie meines. Was mir also der Vorhang der Zukunft an Kummer und Sorgen auch immer
verbirgt: ich bin von der Gnade des Schicksals längst

dermaßen reichlich beschenkt, daß ich es geduldig auf mich nehmen werde.”

Der arme Tegnér war da pathetischer – und zugleich poetischer: „Auf Genesung und Ergötzen setze ich mein Hoffen nicht mehr; obschon ich unbeirrt bete, bis zum Schluß jene Geistesstärke behalten zu dürfen, welche in unserer sub lunarischen Welt so häufig die Vorsehung vertreten muß ... Ob mein kleines Ich nun ein paar Monate früher oder später dorthin zurückkehrt, wo es hergekommen ist, ob in geistiger Klarheit oder Umnachtung, ob es in der Großen Quelle versinkt oder wie eine Blase an der Oberefläche treibt und noch ein Weilchen den Himmel widerspiegelt und ein fremdes Licht – das alles erscheint mir von Mal zu Mal unwichtiger.” Noch diese düstersten Vorstellungen gestaltet er in überschwenglichen Bildern.

Durch die Krankheit wurden mithin die Erfahrungen des Schweden und des Schotten um Wesentliches bereichert: um Leiden im Leben und um wertvollen Stoff für ihr Werk.

Das Leistungsvermögen und die Schaffenskraft der beiden Autoren war dabei in ganz unterschiedlichem Grade betroffen. Scott arbeitete auch während seiner Koliken – „mit der Energie eines Pferdegespanns” – weiter, merkte aber, daß das Geschriebene darunter litt. Als er durchlas, was er während seiner Schmerzattakken diktiert hatte, konnte er sich weder an gewisse Einzelheiten des Handlungsablaufs noch an die Dialoge erinnern. „Als ich dermaßen schlimm dran war, daß ich nur mit Mühe fünf Minuten sprechen konnte, bevor mir aufs neue die Luft abgeschnürt ward, erkannte ich – : die Anstrengung, Unsinn zu diktieren, hatte mich meinen Zustand für eine Weile vergessen lassen.”

Wenn Scott sich also auch selbst nicht mehr an den Gang der Ereignisse erinnern konnte, den er auf dem Hö-

hepunkt seiner Krankheit entworfen hatte, und wenn er
auch selbst der Ansicht gewesen ist, Unsinn von sich gegeben zu haben, fällt es uns, seinen Lesern, doch schwer,
diesem Urteil beizupflichten – im Gegenteil: *Ivanhoe* ist,
obwohl in einer Periode entstanden, in der es Scott sehr
schlecht ging, einer seiner populärsten Romane: ein schla-
gender Beweis für den Sieg des Geistes über die Materie.
Da wundert es nicht mehr, daß Scott mit seinen ständigen
Schmerzen eine Gesundbeterin wie Rebecca zur eigentli-
chen Heldin seiner Geschichte gemacht hat.

Die Folgen, welche die Krankheit für die künstlerische Produktion hatte, waren im Falle Tegnérs weitaus
schwerwiegender. Gewiß: er war an den Tagen, da ihn
seine Schmerzen quälten, noch in der Lage, einzelne Gedichte zu schreiben – sein großes Versepos aber, die *Fri-
thiofs Saga*, mußte er zurückstellen. Er klagte, daß sein
Elend den Fluß der literarischen Eingebung hemmte.
„Das Dahinsiechen und die ewige Sorge um das tägliche
Brot würden auch eine stabilere Seele als meine erdrük-
ken. Dabei benötigt keine Profession so viel geistige
Unabhängigkeit, so viel Sorgenfreiheit wie die dichteri-
sche. Zwar weiß ich wohl, daß die echten Poeten alle äußeren Zwänge überwinden, aber wir anderen, wir, die wir
zur mittleren Klasse gehören, wir wollen doch in unserem
Bauer gefüttert sein, wenn wir singen sollen." Aufgrund
seiner Erfahrungen begann er jetzt, medizinische Vergleiche zu verwenden: „Schon in meinen besseren und gesün-
deren Tagen habe ich recht fleißig Epigramme geschrieben, vornehmlich ‚par gaité du cœur'. Sie wurden im allgemeinen für so harmlos gehalten, wie sie gemeint waren;
jetzt hingegen haben sie sich verfestigt, sind sie versteiner-
te Galle geworden und deswegen schmerzhaft."

Nicht zuletzt Krankheit trug also zur Veränderung im
Stil des Dichters und im Charakter seiner Poesie bei. Tegnér wurde desillusioniert, öfters zynisch und nicht selten

verzweifelt. *Die Milzsucht*, dieses Hohe Lied der Misanthropie, sein persönlichstes Gedicht, legt davon Zeugnis
ab. Es wurde zu einem Zeitpunkt geschrieben, als Tegnér
wiederholt in kurzen Abständen von Schmerz- und Fie-
beranfällen geschüttelt wurde, deren Ursache die Steine in
den entzündeten Gallengängen waren.

Ich stand auf meines Lebens kühnsten Höhen,
Wo sich die Wasserzüge theilen, wo
Nach allen Seiten ihre Ströme gehen.
...

Ich sah die Erde; sie war grün und herrlich,
Und Gott war gut, die Menschen waren ehrlich.

Da stieg ein finstrer Dämon auf, und schnöde
Biß mir am Herzen sich der schwarze ein.
Und siehe, wüst war Alles nun und öde;
Der Mond erlosch, es schwand der Sterne Schein.
...

Ein Moderduft durchzieht das Erdenleben,
Den Lenz vergiftend und des Sommers Pracht.
...

Du Wächter, sprich: Wie hoch ists an der Stunde?
Wird diese Nacht denn nie zu Ende gehn?
...

Und wie mit ew'ger Jugendkraft im Bunde,
Schlägt stark mein Puls und spottet meinem Flehn.
Wie unermeßlich jedes Pulsschlags Schmerzen!
Weh meinem blutigen, zerrißnen Herzen!
Mein Herz – es ist erstarrt, das reiche, warme,
Nur Urne noch, des Lebens Asche drin.
...

Scott und Tegnér hatten auch eine sehr unterschiedliche Meinung von ihrer medizinischen Betreuung. So äu-

ßert der Schotte schon frühzeitig eine hohe Wertschätzung seiner Ärzte und ihrer Tätigkeit. In der Erzählung *Die Tochter des Doktors* stützt er sich auf eigene Beobachtungen, als er die anstrengende Arbeit eines schottischen Landarztes schildert. Allen Widrigkeiten zum Trotz hängt dieser Mann an seinem Beruf, und er ist nicht bereit, ihn gegen eine bequemere Stellung in der Stadt einzutauschen. Scott gelangt zu der Einsicht – und ändert diese Auffassung auch nicht mehr, als er sich mit seiner Krankheit selbst in Behandlung begibt – daß Menschenliebe die Haupttugend eines Mediziners ist[37].

Tegnér dagegen war argwöhnisch und sarkastisch; einer seiner Freunde war mit der Leistung seines Arztes nicht zufrieden, der ihm früher einmal Gedichte mit der Bemerkung zugeschickt hatte, er schriebe bessere Rezepte als Poeme. Dies wollte der Freund zuerst auch gerne glauben; jetzt aber, sagte er, hege er gewisse Zweifel, ob der Doktor mit dem Urteil über seine Verse wirklich richtig liege – eine feingesponnene Bosheit, Tegnér gemäß. Die gleichen Bedenken hatten übrigens auch die Freunde von Oliver Goldsmith, als er aufhörte zu praktizieren und dabei erklärte: in Zukunft würde er nur noch seinen Freunden Verschreibungen ausstellen – diese freilich waren sich einig, daß es besser wäre, wenn er damit seinen Feinden aufwarten würde.

Ein Jahrhundert später befielen einen französischen Maler dieselbe Art von Beschwerden[2], Matisse weigerte sich standhaft, die Gallensteine operativ entfernen zu lassen und mußte sich deshalb ebenso lange und grausam damit herumquälen wie seine Brüder im Unglück. Im Grunde genommen war dies bereits die vierte schwere Krankheit, die in seinem Leben und Wirken ihre Spuren hinterließ.

Über ein Jahr lang hatte er häufige Anfälle von heftigen Schmerzen, Fieber und Gelbsucht. Gleichwohl blieb
er beherrschter, als sogar noch Scott gewesen war. Sein
Stolz erlaubte es ihm nicht zu klagen – nur seine nächste
Umgebung wußte um seine Qualen: „Was mich betrifft,
so verbringe ich den größten Teil meiner Zeit im Bett.
Auf den Beinen bin ich dann nur eine gute Stunde; aber
weil ich das nicht gewöhnt bin, wird es mir bald be-
schwerlich; deshalb bin ich froh, wenn ich wieder ins Bett
gehen kann. Dennoch arbeite ich stetig weiter und male
jeden Nachmittag." Auf diese Weise half ihm seine eiserne
Selbstdisziplin, eine Reihe von heiteren Meisterwerken zu
schaffen – „ein ruhiger und starker Ausdruck überwundenen Schmerzes". Lediglich in den Illustrationen zu *Pa-
siphae* läßt er uns sein Martyrium ahnen. In *Die Angst
wächst* ist es der Schmerz selbst, der mit feiner Subtilität
die Nadel geführt hat (Abb. 52).

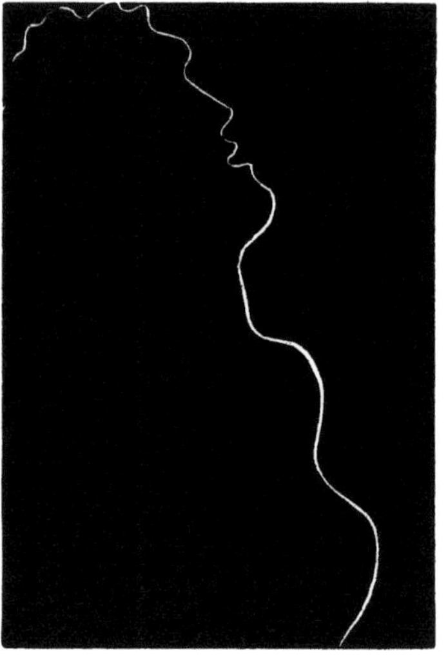

Die Krankheitsgeschichte Matisses ist ein ausgezeichnetes Beispiel dafür, in welch ein Dilemma man geraten
kann, wenn man mehrere Ärzte konsultiert, von denen jeder eine andere Ansicht vertritt: „Mein lieber Louis Aragon, leider kann ich im Sommer nicht in die Schweiz
kommen: die Krankheit und meine Ärzte halten mich fest.
Ich habe nämlich zwei Teams: das eine will, daß ich mich
operieren lasse – das andere nicht. Das, welches dagegen
ist, wird von einem Chirurgen geleitet – meinem Chirurgen aus Lyon, der weiß, welchen Risiken ich schon einmal
ausgesetzt war, und mich diesen Risiken nicht ein zweites
Mal aussetzen möchte."

Eines Abends arteten die medizinischen Beratungen
zu einem lautstarken Streit aus, und durch die geschlosse-
ne Tür konnte der Kranke mit anhören, wie Professor W.
wütend ausrief, daß das Herz des Patienten eine Operation ganz einfach nicht überstehen würde. Wen wundert's, wenn Matisse erklärte: „Es ist doch wohl mein gu-

tes Recht, mich meiner Haut zu wehren. Und weil ich keinen Charakter besitze, ziehe ich gelegentliche Koliken einer Operation vor – ich würde sie nicht überleben." Unter dem Eindruck der verschiedenen Meinungen entschlüpfte ihm der Seufzer: „Wenn man denen zuhört, dann möchte man meinen, die Ärzte seien allesamt Mörder – mit Verlaub."

Er hätte auch Shakespeares Zeitgenossen Ben Jonson zitieren können, der ebenfalls – wenn auch drei Jahrhunderte vor ihm – krank gewesen und mit seinen Ärzten unzufrieden war. Er hatte seinem Zorn in folgender Weise Ausdruck gegeben:

Für Herrn Doktor Kurpfusch

Wen Heilung einst bewahrte vor dem Grab,
der schenkte einen Hahn dem Äskulap.
Ich schenk ihm ZWEI, denn ich kam frei:
von meiner Krankheit, Ihrer Arzenei!

Exkurs: Was Künstler über die Heilkunst der Ärzte denken

Matisses ironische Bemerkung und Ben Jonsons spöttisches Gedicht sind nur das Echo einer Vielzahl von Unmutsäußerungen, die im Laufe der Jahrhunderte laut geworden sind und sich gegen Ärzte richten. Zumindest in früheren Zeiten gab es hierfür gute Gründe. Die Betreuung, die Scott und Tegnér zuteil geworden ist, erinnert uns daran, daß beide in einer Epoche gelebt haben, in der sich die Ideen der Aufklärung mit ihrem naturwissenschaftlichen Gedankengut innerhalb der Medizin noch nicht verbreitet hatten – diese war vielmehr nach wie vor von einer Fülle mittelalterlicher Vorstellungen beherrscht. So ging man davon aus, daß Krankheit von verdorbenen und unreinen Substanzen im Blut verursacht würde, die es auszuscheiden galt. Eben dieser Gedanke lag dem weitverbreiteten Usus des Aderlasse zugrunde, dem Ansetzen von Blutegeln und der Verabreichung von Brechmitteln und Klistieren. Innerhalb eines einzigen Jahres wurde Ludwig XIII. beispielsweise ·47mal zur Ader gelassen, 212mal mit Abführmitteln behandelt und 215mal mit Einläufen traktiert! Diese besondere Fürsorge mußte der König noch vor seinem 42. Geburtstag teuer bezahlen – mit seinem Leben. Auch Lord Byrons Dasein wurde durch ein exzessives Zur-Ader-Lassen verkürzt. Dabei hatte er sich gegen diese Therapie mit aller Macht zur Wehr gesetzt und, als sein Arzt darauf beharrte, diesen wütend angebrüllt, er wäre sicher, daß schon mehr Menschen unter den Lanzetten von Ärzten als unter den Lanzen von Soldaten gestorben wären.

Jahrhundertelang äußerten aufgeklärte und gebildete Männer ähnliche Zweifel am Können ihrer Ärzte: die einen im Scherz, die anderen sarkastisch oder im Zorn – je nach dem Grad ihrer Enttäuschungen. Voltaire vertrat den Standpunkt, daß Kriege, Pfaffen und Ärzte die schlimmsten Geißeln der Menschheit seien. Derart geharnischte Kritik kam auch von Montaigne[25] und Molière[7], die beide unter langwierigen Krankheiten litten und deshalb den Wert der Gesundheit besonders zu schätzen wußten. Montaigne sagt es so: „Gesundheit ist ein kostbares Gut … ; ohne sie wird unser Leben zur Last, ist sein Reiz dahin – Freude und Weisheit, Wissenschaft und Tugend verblassen und verdunkeln." Er war ein Stoiker: „Man muß die Gesetze unseres Zustandes geduldig ertragen. Wir werden alt, schwach und krank trotz aller Arznei."

Der weise Essayist setzte größeres Vertrauen in die heilenden Kräfte der Natur als in die der Medizin. Er verachtete die Ärzte und zog nicht allein ihr Wissen, sondern auch ihre Ehre in Zweifel: „Sie kümmern sich mehr um ihre Reputation und also mehr um ihr Einkommen als um das Wohl der Patienten." Ja, er geht noch weiter und unterstellt, daß manche Ärzte nicht zögern, das Befinden ihrer Schutzbefohlenen zu verschlechtern, um dadurch noch mehr Geld kassieren zu können, und faßt seine Meinung mit den Worten zusammen: „Ich habe allemal auf die ärztliche Kunst herabgeschaut – wenn ich aber krank bin, dann gehe ich noch weiter, dann hasse ich sie, dann fürchte ich sie; und wer mich zwingen will, eines seiner Mittelchen einzunehmen, den flehe ich an, mich damit zu verschonen, bis ich wenigstens wieder so weit zu Kräften gekommen bin, daß ich es vertrage!"

Der bittere Scherz, daß man bei guter Gesundheit zu sein hat, um eine ärztliche Behandlung zu überstehen, wurde von Molière aufgegriffen, einem der schärfsten Gegner des Ärztestandes. Im *Eingebildeten Kranken* sagt er von sich selbst, er sei zuschwach, die Arznei zu vertragen, während er nur gerade soviel Kräfte habe, die Krankheit allenfalls zu überstehn.

Sobald Molière auf Ärzte zu sprechen kommt, ist von seiner gewohnten Gutmütigkeit nichts mehr zu spüren – für Ärzte hat er nur noch den blanken Hohn übrig: „Ei, was braucht er vier Doktoren? Einer reicht doch, um den Kranken umzubringen!" Sein Haß war wohlbegründet: „Euer bestes Wissen, ihr nichtsnutzigen und törichten Ärzte, ist durchweg dummes Zeug. Auch euer geschliffenstes Latein kann das Übel nicht kurieren, das mich zur Verzweiflung bringt."

Das Übel, das Molière zur Verzweiflung brachte, die Krankheit, derer er Herr zu werden versuchte, war die Schwindsucht. Während sein Arzt an einer Therapie festhielt, die den Dichter zusehends schwächte, welkte Molière dahin. Husten und Atembeschwerden machten seine Auftritte auf den Bühne immer schwieriger. Als eingefleischter Komödiant setzte er die Symptome seiner Tbc als Elemente seines Spiels ein und camouflierte sie als mutwillige komische Einfälle. Der Effekt war ebenso unwiderstehlich wie der Hustenreiz.

Am Ende der vierten Vorstellung des *Eingebildeten Kranken*, in dem Molière den Argan spielte, bekam er einen Blutsturz. Der eilig herabgelassene Vorhang beendete nicht nur den Auftritt, sondern auch das Leben eines Schauspielers, der sich jetzt nicht mehr länger verstellen konnte. Wer die Geschichte kennt, wird hinter den dröhnenden Lachsalven am Schluß der Komödie immer auch den matten Laut eines Seufzers ahnen[3].

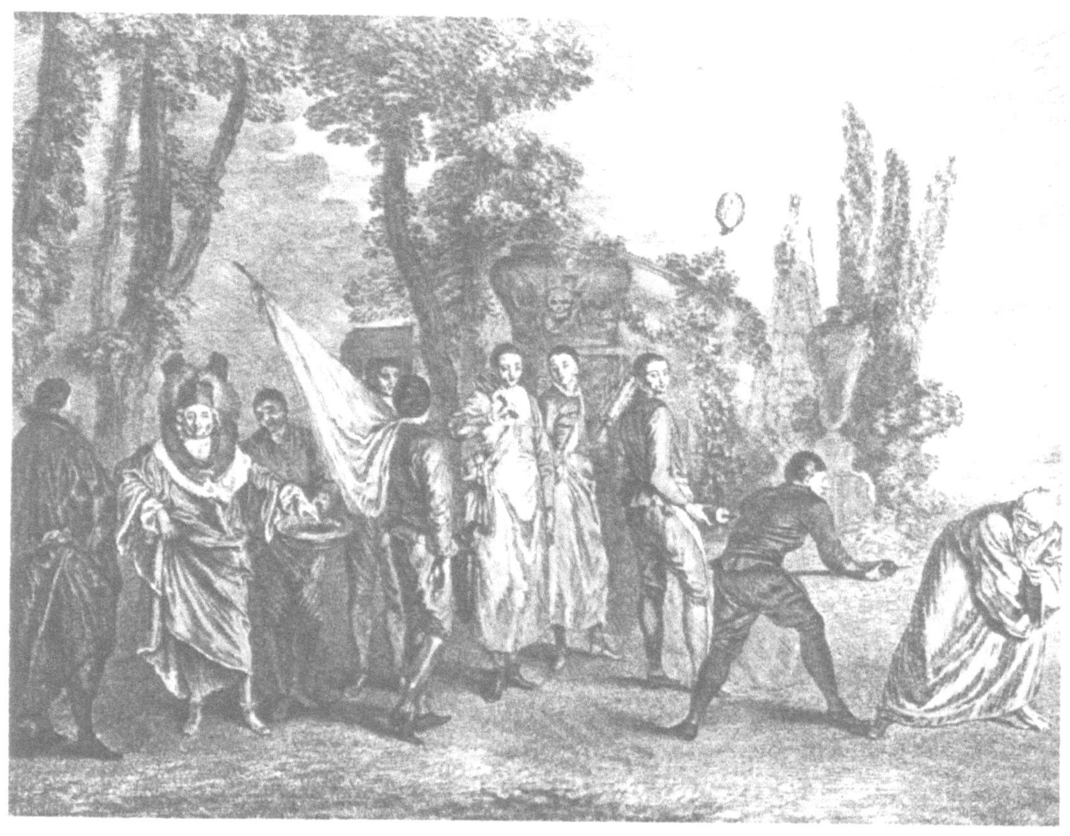

Antoine Watteau starb ebenfalls schon in jungen Jahren an Tuberkulose. In seiner Malerei kommt dieselbe ge-
ringe Meinung von der ärztlichen Kunst zum Ausdruck,
die Molière und Montaigne mit Worten kundgetan haben; ihre Ärzte finden sich auf einem seiner Bilder leibhaf-
tig dargestellt. Er präsentiert sich da, bereits auf dem
Friedhof, im Schlafrock – auf der Flucht vor seinen Peini-
gern von der Medizinischen Fakultät, die ihn mit ihren
Klistierspritzen verfolgen (Abb. 53). Der Tod schwebt –
mehr schlecht als recht von Watteau mit der ihm eigenen

*Abb. 53. A. Watteau, Die verfluchten
Mörder. Angehörige der Medizinischen
Fakultät studieren, nachdem sie den
Künstler zur Ader gelassen haben, sein
Blut und verfolgen ihn mit ihren
Klistierspritzen*

anmutigen Phantasie kaschiert – längst drohend über ihm.
Erst in der Bildunterschrift brechen seine Verzweiflung,
seine Schmerzen und seine Hilflosigkeit in dem unge-
hemmten Aufschrei aus ihm heraus: „Was habe ich getan,
ihr verfluchten Mörder, euern Zorn so zu erregen?" Um
uns die Szenen, die von Molière beschrieben und von
Watteau illustriert worden sind, lebhaft vorstellen zu können, sollten wir uns am besten Rossini anhören, wenn er
sich musikalisch über den Doktor Bartolo lustig macht,
den komischen Baß im *Barbier von Sevilla.*

Schließlich aber wird der Chor der enttäuschten und
wütenden Stimmen desillusionierter Patienten von einigen Akkorden froher Dankbarkeit übertönt – vorgetragen von dem Komponisten Marin Marais, der damit den
glücklichen Ausgang einer gefährlichen Operation feiern
wollte. Nachdem er mit Vorbedacht sein Testament gemacht hatte, unterzog sich Marais – soweit man weiß – einer Blasensteinextraktion – jedenfalls komponierte er mit
dem Titel *Die Beschreibung einer Zystotomie* eine wunder-
hübsche Bratschensuite, eines der ersten Beispiele für in-
strumentale Programmusik. Er wirkt noch immer ganz
aufgelöst, wenn er in rascher Tonfolge die einzelnen Phasen jener schmerzhaften und gewagten Prozedur beschreibt, die seinerzeit so dramatisch war, daß man denen,
die sich das gräßliche Schauspiel ansehen wollten, Ein-
trittskarten verkaufte.
Zwei kräftige Burschen hielten die Beine des Opfers
gepackt, während sich ein dritter ihm rittlings auf den
Brustkorb setzte und seinen Hodensack hochschob. Daraufhin führte der Chirurg eine Metallsonde durch die
Harnröhre in die Blase ein und machte dann einen kurzen
Schnitt durch den Beckenboden (Abb. 54). Sobald die
Blase geöffnet war, wurde der Stein mit Hilfe einer Zange
entfernt. Der lebensgefährliche Eingriff war zu 60% mit

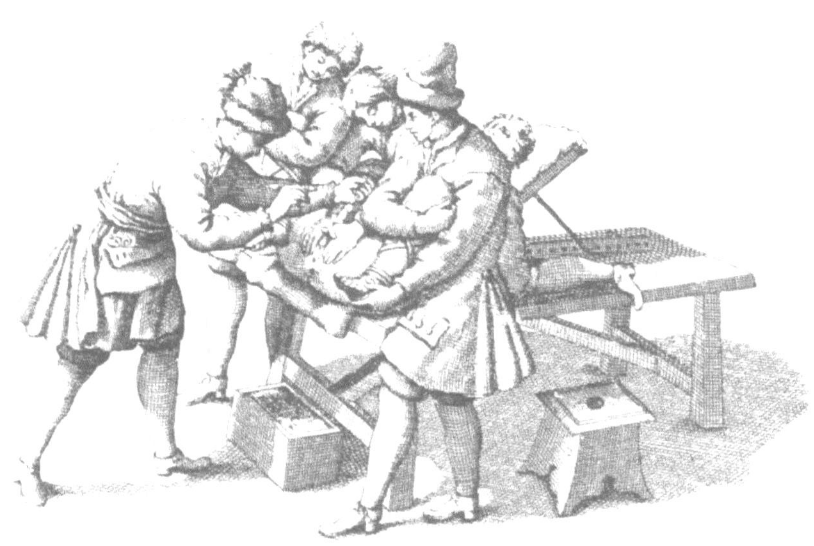

dem Risiko eines tödlichen Ausgangs verbunden! Da ist
es nur allzu verständlich, wenn der Komponist nach einem solchen Abenteuer meinte, nicht weniger als gleich
drei frohe Tänze schreiben zu müssen, um seiner Freude
und Erleichterung den gebührenden Ausdruck zu geben
(vgl. unten S. 174).

Eine ebenso überschwengliche Freude hatte den Ta-
gebuchautor Samuel Pepys gepackt, als er – einige Jahr-
zehnten zuvor – seinen Blasenstein, so groß wie ein Apfel,
auf dieselbe Art und Weise losgeworden war. Pepys ließ
einen reichverzierten Schrein anfertigen, um seinem Stein
einen würdigen Aufbewahrungsort zu geben, und feierte
seither jeden Jahrestag der Operation mit einem gewaltigen Essen, das er einer Schar von Leidensgenossen spen-
dierte. Dabei ließen die Gäste dann ihre Trophäen – Bla-
sensteine des verschiedensten Kalibers – zur allgemeinen
Bewunderung und zum gegenseitigen „Ah!" und „Oh!"
herumgehen.

*Abb. 54. Unbekannt. Darstellung
einer Blasensteinoperation aus dem
18. Jahrhundert*

Die Würdigung der Ärzteschaft hielt sich freilich in
Grenzen. Noch im 19. Jahrhundert hatte Goya allen
Grund, mit den Medizinern unzufrieden zu sein, die er als
Esel zeichnete, welche am Bettrand des Patienten hocken
(Abb. 55). Schritt für Schritt jedoch entwickelte sich auch
ihre Kunst zu einer Wissenschaft, und so bekam der Meister im hohen Alter noch Veranlassung, ein Doppelportrait von sich und seinem Arzt mit dem folgenden Satz zu
signieren: „Goya, in Dankbarkeit, für seinen Freund Arrieta: seine fachgerechte Behandlung hat ihn von einer
schweren und lebensbedrohlichen Krankheit befreit ... ,
die ihn als Dreiundsiebzigjährigen befallen hatte ... ."
Kraft seines Genies konnte uns der greise Maler auf diesem Gemälde ein persönliches und bleibendes Bild von
den kurzen Augenblicken geben, die der Verrichtung
vorausgehen (Abb. 56).

Ein später, wenngleich nicht weniger boshafter Ärztehasser war George Bernard Shaw. Der Hintergrund seines Hasses war die Tatsache, daß er in einem Bein von einer Karies befallen wurde. Dies ist für gewöhnlich ein äußerst langwieriges Leiden, besonders wenn – wie im Falle
Shaws – Teile des Knochens absterben und langsam abgestoßen werden. Manchmal muß der Arzt in einer solchen Situation amputieren. Shaws Geduld war gering;
und so wurde er frustriert und ausgesprochen wütend auf
seinen Arzt: „Das Schlimmste am Kranksein ist heutzutage, daß es uns hilflos in die Fänge eines Berufsstandes
treibt, dem wir aus tiefstem Herzen mißtrauen."

In seinem Stück *Der Arzt am Scheideweg* und in der
Vorrede über Ärzte gibt er seinem Kummer und seinem
Verdruß freien Lauf. Vor allem der Umstand, daß sich mit
der Krankheit eines Patienten das finanzielle Interesse
seines Arztes verbindet, hat ihn dabei empört: „Ich kann
mir das Bein nicht ernstlich verletzen, ohne einem Chirurgen die schwere, an sich selbst gerichtete Frage aufzu-

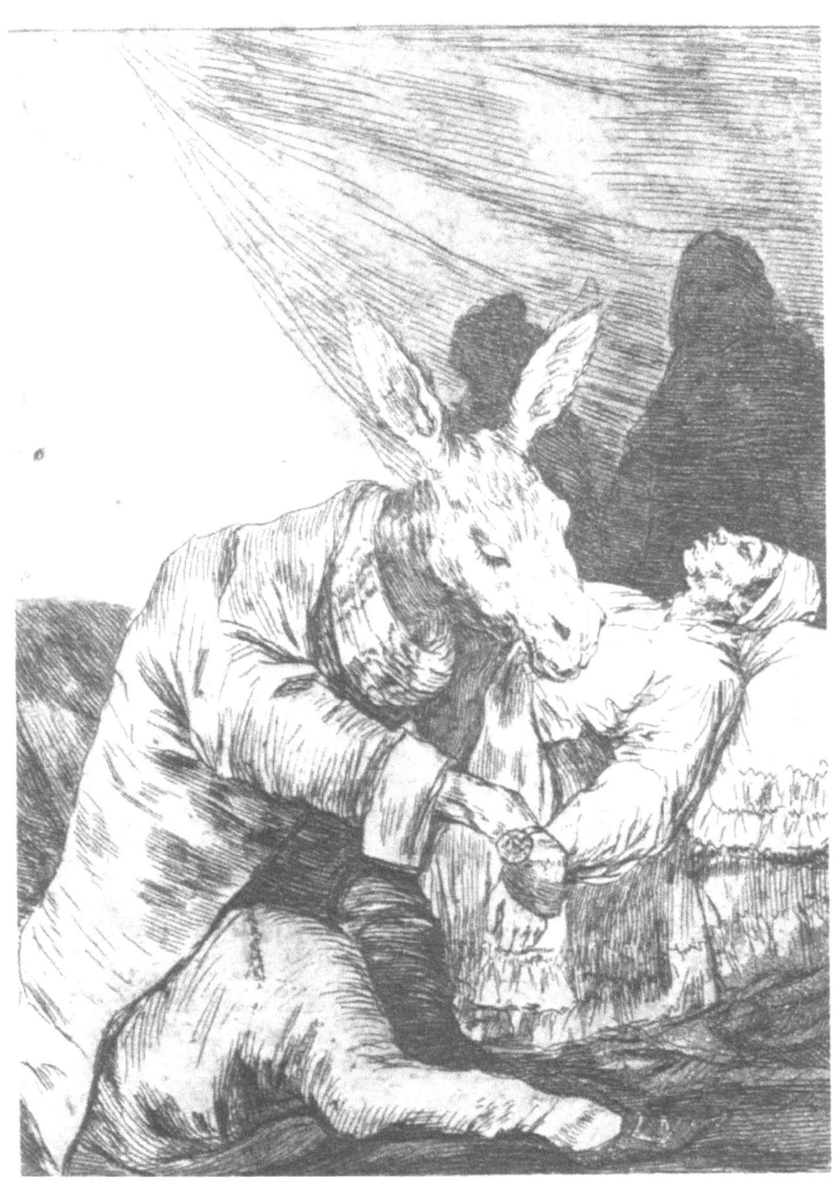

Abb. 55. F. Goya, Esel als Arzt

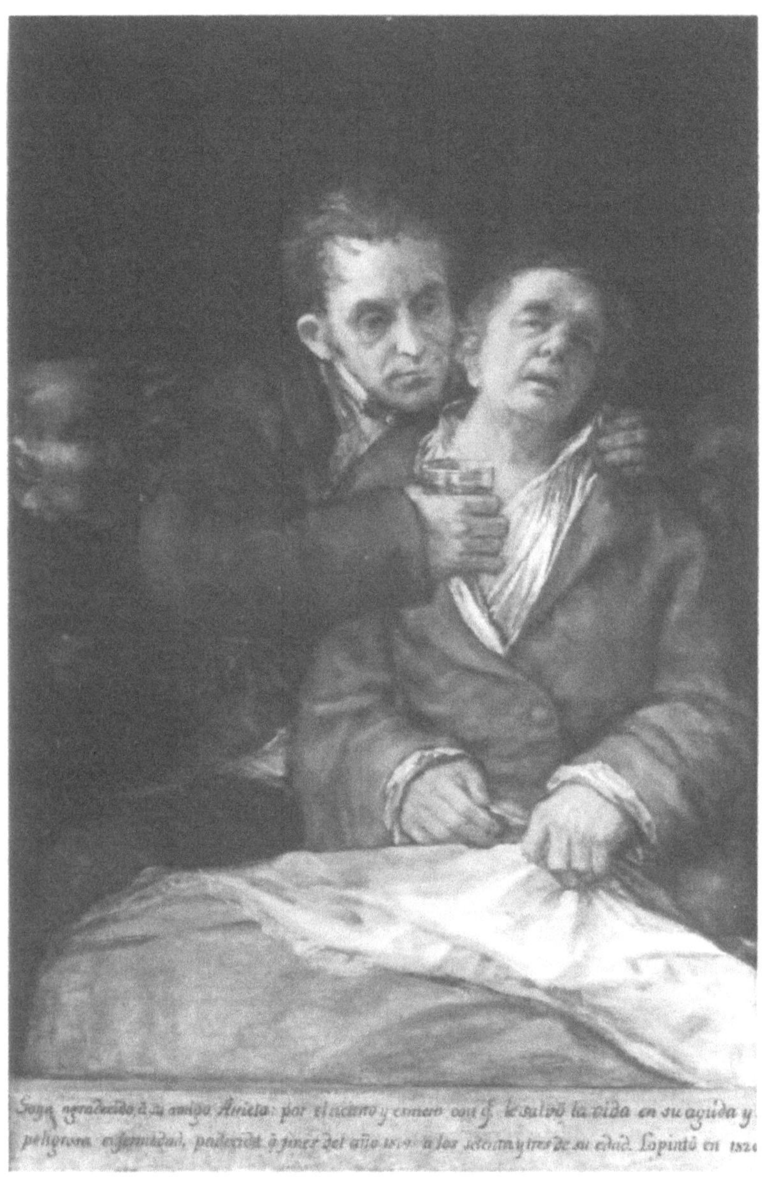

Abb. 56. F. Goya,
Selbstportrait mit Dr. Arrieta.
Später änderte der Maler
seine Meinung und
drückte seine Dankbarkeit
gegenüber dem Arzt aus, der
ihm das Leben gerettet hatte

drängen: Wären mir nicht eine Handvoll Pfunde nützlicher als diesem Menschen sein Bein? Könnte er nicht ebensogut mit einem Bein schreiben oder sogar besser als mit zweien? ... künstliche Beine werden jetzt so gut gemacht, daß sie wirklich besser als die natürlichen taugen ....'' Es ist schwer zu sagen, ob Shaw mit einem Bein besser geschrieben hätte, aber es hätte ihn sicher ganz außer sich gebracht. Auf alle Fälle aber blitzt jener Zorn, der einstmals Montaigne und Molière in Rage versetzt hatte, auch in seinen Äußerungen auf: ,,Es ist einfach unwissenschaftlich zu behaupten oder zu glauben, daß Ärzte unter den jetzigen Verhältnissen nicht auch unnötige Operationen ausführen oder einträgliche Krankheiten herbeiführen oder verlängern.'' Unter dem Eindruck von Shaws vernichtender Kritik, daß die Ärzte ,,unter den jetzigen Verhältnissen'' aus den Krankheiten ihrer Patienten Gewinn schlagen, leitete man in England die ersten Schritte zu einem sozialen Gesundheitswesen ein.

Damit ist freilich keineswegs gesagt, daß derartige Sarkasmen zum letzten Mal formuliert werden sollten – die Unzufriedenheit mit der medizinischen Bekämpfung unheilbarer Krankheiten besteht fort, und zwar leider nicht zu Unrecht. Marcel Proust hatte die Erfahrung gemacht, daß ,,man von den natürlichen Krankheiten zu genesen vermag, nicht indes von denen, die von der medizinischen Wissenschaft hervorgerufen werden, denn diese ist mit den Geheimnissen der Heilkunst nicht vertraut''. Die Verordnung starker Medikamente kann oft gleichbedeutend damit sein, den Teufel mit dem Beelzebub auszutreiben. Auf ihrem Sterbelager mußte Flannery O'Connor erkennen, daß beide, ,,die Medizin und die Krankheit, darin wetteifern, mich zu töten''.

Tuberkulose

In der Geschichte der Musik, der Kunst und der Literatur
gibt es viele, die – wie Molière und Watteau – der Tuberkulose zum Opfer gefallen sind und ihr doch einen großen
Einfluß auf das eigene Werk verdanken. Offenbar hat diese Krankheit häufig eine ganz besondere Wirkung auf die
kreative Phantasie ausgeübt. Das leichte Fieber beflügelt
die Gedanken und versorgt die Imagination mit träumeri-
schen Bildern. Ein gesteigerter Lebenshunger, der im
wirklichen Leben infolge der krankheitsbedingten Hin-
fälligkeit des Patienten nicht gestillt werden kann, befriedigt sich statt dessen in der Welt der Phantasie, und zwar
mit Vorliebe in ihren erotischen Teilen.

Auf Watteaus späten Gemälden finden wir solch ein
rührendes und leidenschaftliches Bemühen, den fliehen-
den Augenblick festzuhalten, in der Darstellung der Freuden der Liebe und in dem Wunsch, auf Kythera verweilen
zu können – wo es weder Kummer noch Schmerz gibt. In
der *Liebeslektion* spielt ein einsamer Musikant einem schönen Mädchen auf, das sich von ihm abwendet (Abb. 57).
Carl Nordenfalk vermutet, daß es sich bei diesem Gitarrenspieler um ein symbolisches Selbstportrait handelt, um
einen melancholischen Schwindsüchtigen, der niemals
den Becher des Lebensgenusses bis zur Neige zu leeren
vermag und ihn daher uns randvoll in seiner Kunst kre-
denzt[42].

In der *Einschiffung von Kythera* sieht Kenneth Clark eine
gewisse Affinität zu dem kranken Mozart, der sehr wohl

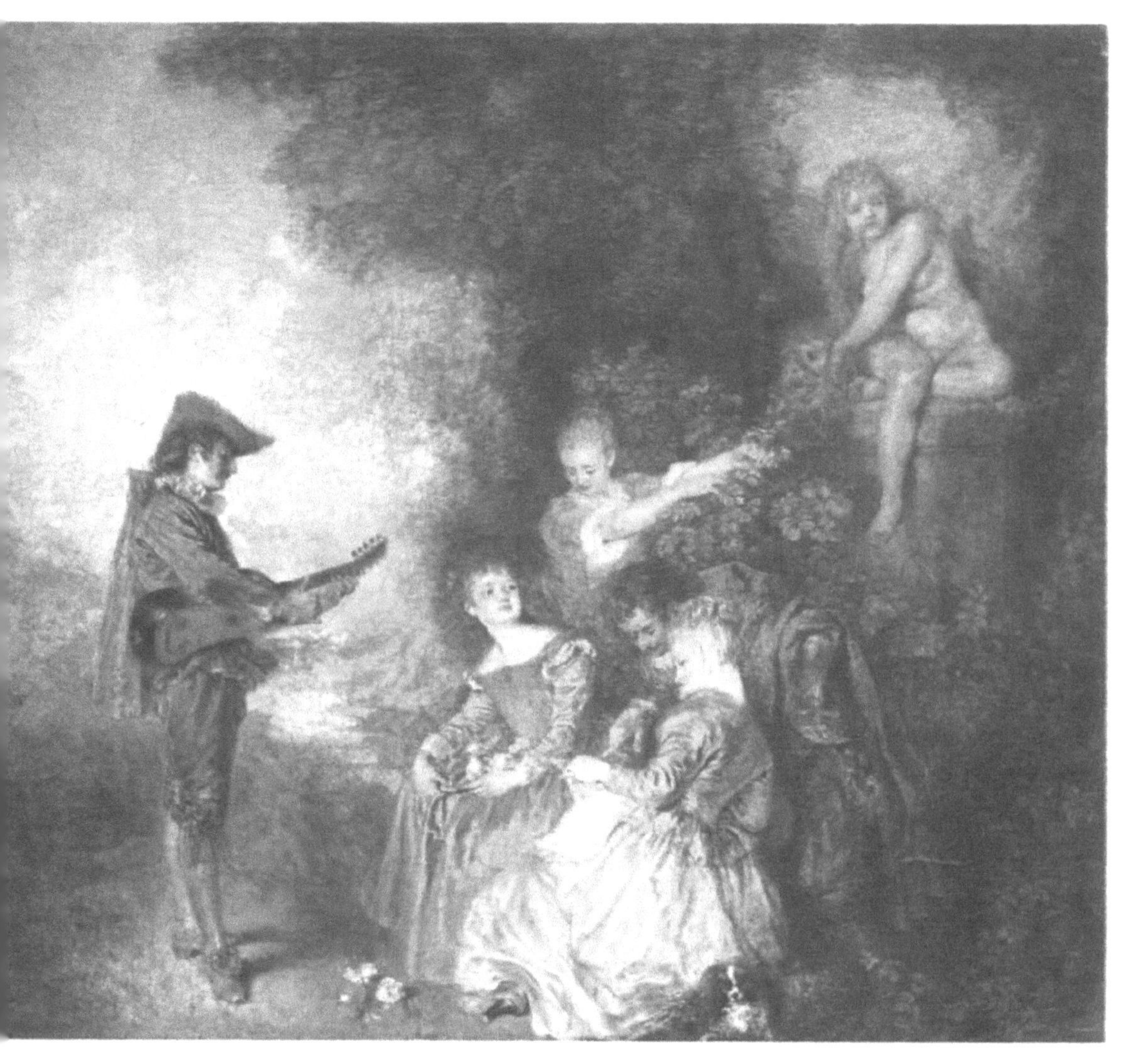

wußte, wie vergänglich menschliches Glück ist. „Das innige Verhältnis dieser Männer und Frauen zueinander, die gemeinsam ein paar kurze Stunden auf der Insel der Venus verbracht haben und sie nun verlassen müssen, erinnert an die bezaubernden Szenen der Entzückung, die

Abb. 57. A. Watteau, Die Liebeslektion. Womöglich ist der Gitarrenspieler ein symbolisches Selbstportrait – der melancholische Schwindsüchtige

dem Abschied der trauten Liebenden in ‚Così fan tutte'
vorausgehen"[14].

Dieselbe Stimmung wohligen Schmerzes und sanfter
Wehmut finden wir in Keats Poesie und in Chopins *Noc-
turnes* – diesen schwermütigen Fieberträumen. Beide
Künstler litten an Tuberkulose, wobei sich der bedau-
ernswerte einsame Chopin in den letzten Stadien seiner
Krankheit noch zu Tode arbeitete. Er hielt sich damals in
London auf, derselben Stadt, in die Carl Maria von Weber
einst gereist war: vom Fieber geschüttelt, nach Atem
ringend und Blut hustend – er wollte dort am ersten
Abend seines *Oberon* teilnehmen, dem bald indes der letzte
Abend seines Lebens folgte. In der Sonate in b-Moll hat
Chopin jene Angst umgesetzt, von der er erfüllt war, als
er das Kloster Valldemosa nach seinem Aufenthalt mit
George Sand verlassen hatte. Der berühmte Trauer-
marsch wird für ein paar Takte von nostalgischen Erinne-
rungen an glückliche Tage unterbrochen; doch dann folgt
bereits ein Presto, das man mit dem Abendwind, der zwischen Grabsteinen weht, verglichen hat – ein Konzert,
das kein Da capo gestattet.

John Keats hatte eine medizinische Ausbildung und
wußte deshalb nur zu gut, wie es um ihn stand (zumal er
unlängst seinen Bruder gepflegt hatte, der – noch jung an
Jahren – an Tbc gestorben war)[62]. In einem Brief an seine
Braut beschreibt er den verhängnisvollen Wendepunkt in
seinem Befinden, einen gewaltigen Blutsturz: „An dem
Abend, als ich krank wurde – als mir das Blut dermaßen
heftig aus der Lunge schoß, daß ich schon meinte, ich
müßte ersticken – ich kann Dir versichern, mir schien, ich
würde das nicht überleben; und so dachte ich immer nur
an Dich." Er beobachtet das Fortschreiten seiner Krankheit und die Beschaffenheit seines Auswurfs mit den Augen eines Arztes: „Diese Färbung des Blutes kenne ich –

es ist arteriell – das erkenne ich wieder; diese Tropfen sind mein Totenschein. Ich muß sterben."

Er bemüht sich, Fanny, sein „liebstes Mädchen", nicht allzusehr zu beunruhigen, und drückt sich deshalb eher zurückhaltend aus: „so ein Pech!" – ja, beflügelt von jener Euphorie, die kennzeichnend ist für die Schwindsucht, versucht er sogar, sich selbst noch etwas vorzumachen: „Es ist wahr – nach einigen wenigen Tagen fing ich an, auf andere Gedanken zu kommen. Ich sehe meiner Genesung und dem Frühling entgegen, der Zeit, da wir beide gemeinsam hinauswandern werden."

In den letzten Jahren seines Lebens, als er sich in aussichtsloser Leidenschaft verzehrte und infolge seiner Krankheit mehr und mehr verkümmerte, dachte er über den Zusammenhang von Kunst und Krankheit nach: „Merkwürdig, daß der Gedanke, dieses Leben aufzugeben, ein so starkes Bewußtsein seiner natürlichen Schönheit erweckt."

Aus der *Ode an eine Nachtigall*, diesem Loblied auf die Lebensfreude und ewige Glückseligkeit, spricht zugleich auch seine verhaltene Sehnsucht nach dem Tode, danach, der Nachtigall folgen zu dürfen:

...

Und schon bei dir! Die Nacht fällt linde ein –
O König Mond auf sichelblanker Höh

...

(Weil der Gesang der Nachtigall immer derselbe bleibt:)

...

Vielleicht ist es das alte Lied, das Ruth
Ins Herz drang, als sie ohne Heimat war
Und Tränen ausgoß über fremdem Korn;

...

Wir Menschen sind geboren, um zu sterben, weil unsere Lieder einzig sind, und unsere Persönlichkeit mit uns stirbt.

Im 19. Jahrhundert hielt die Tuberkulose eine grausame Ernte gerade unter den Jüngeren; und zahlreiche vielversprechende Künstler mußten ihre Laufbahn elend beenden. Nach den Brüdern Keats kam die Reihe an die Schwestern Brontë.

Krankheit, Schwermut und Not sowie die Einsamkeit auf den öden Mooren bildeten den düsteren Hintergrund zu ihren melodramatischen Geschichten, die den sentimentalen Geschmack jener Zeit so genau widerspiegeln. Nachdem die beiden ältesten Geschwister schon im Kindesalter an der galoppierenden Schwindsucht gestorben waren, fiel Charlotte, der dritten Tochter, die Aufgabe zu, ihre beiden jüngeren Schwestern aufzuziehen und bald auch zu versorgen. Die zwei waren einander kaum ähnlich. Emily, die – bevor sie ihrer Krankheit erlag – den Roman *Sturmhöhe* vollendete, ein Einzelwerk von sonderbarem Glanz, war eine Einzelgängerin eigensinnig, eine einsame Wanderin über die Moore. Die jüngste, Anne die so ätherische Verse schrieb wie den Psalm der Entsagung (s. S. 18), war sanft und nachgiebig (Abb. 58).

Dieser Unterschied charakterisiert auch ihre Einstellung zu ihrem Leiden. Die stolze Emily suchte die Einsamkeit wie ein waidwundes Tier und verweigerte sich jedem Mitleid und jegliche Pflege, wogegen Anne das eine wie das andere dankbar akzeptierte. Während sie ihre Geschwister sterben sah, wurde Charlotte mit den Symptomen der fortschreitenden Tuberkulose in tragischer Weise vertraut.

Ihre Schilderung in dem Kapitel *Das Tal der Schatten des Todes* ist einfühlsamer und beredter als die so manchen Arztes. Wir finden hier den folgenschweren Appetitmangel: „köstliche Speisen erschienen ihr wie Asche oder Sägespäne", und einen quälenden Durst: „möchtest Du etwas trinken? Deine Lippen sind ganz aufgesprungen …
Das kranke Mädchen schmolz dahin wie eine Schneewe-

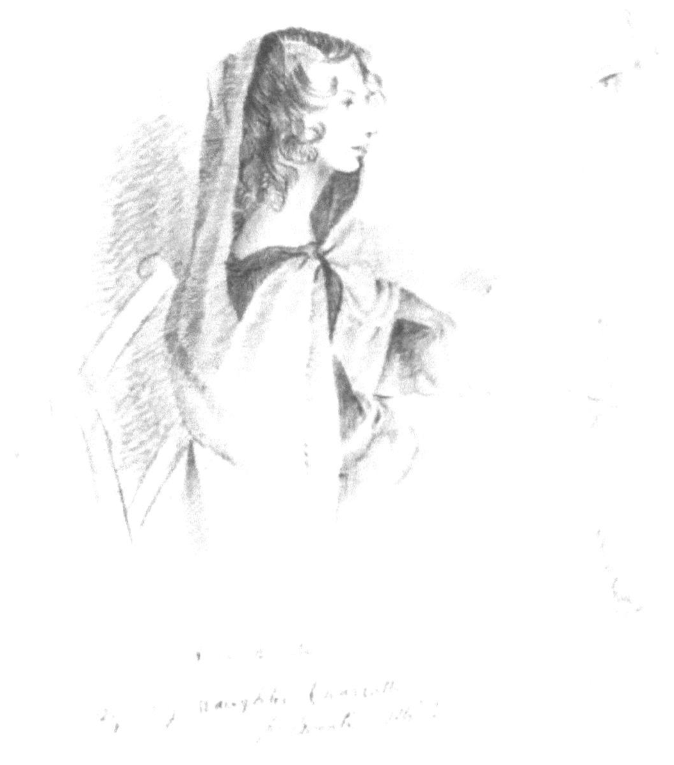

Abb. 58. Ch. Brontë, Portrait der Anne Brontë. Die Autorin hat ein zartes Bildnis ihrer sanften und demutsvollen lungenkranken Schwester gezeichnet

he, wenn er taut; sie welkte wie eine Blume in der Dürre." Die hilflosen Ärzte werden lächerlich gemacht: „Da kam einer, der war ein Orakel: er verkündete einen dunklen Spruch, dessen Bedeutung die Zukunft zeigen würde, schrieb etliche Rezepte, gab eine Reihe von Anweisungen – und das alles im Brustton einer ehrfurchtgebietenden Autorität – strich sein Honorar ein und verschwand. Vermutlich sah er ganz genau, wollte es aber nicht zugeben, daß hier nichts mehr zu machen war." Charlotte freilich

wußte, wie leicht ein unterminiertes Gemäuer plötzlich zu
Fall kommt.

Die erschöpfte Patientin ist hin – und hergerissen zwischen Lebensüberdruß und Todesangst: „oftmals verbarg
sie ihr Antlitz tief in den Kissen und hüllte sich fest in ihre
Laken, um die Welt und die Sonne, die sie erschöpften,
auszusperren; und mehr als einmal, wenn sie so dalag, erzitterte das Krankenbett, wenn ihr schauderte, und dann
durchbrach ein matter Seufzer die Stille um sie her. ‚Lieber Gott, tröste mich, bevor ich sterbe!' lautete ihr
scheues Gebet. ‚Hilf mir und geleite mich in dieser Prüfung, die mich so sehr ängstigt und die mir nicht erspart
bleibt!' "

Fieberträume und der Verlust ihrer Kräfte kündigen
das Ende an. „Oh, diese Nacht war fürchterlich. Und
jetzt, am Morgen, geht es mir schlechter denn je. Ich habe
versucht aufzustehen, aber ich schaffe es nicht. Gräßliche
Träume haben mich erschreckt." Die verzweifelt hilflose
– im doppelten Sinne des Wortes – Schwester betet demütig und voller Inbrunst „mit der lautlosen Stimme, mit
der die Seele spricht, sobald sie ihre Wünsche an den Unsichtbaren richtet: ‚Verschone meinen Schatz – entreiße
mir nicht, was Liebe seit langem so fest an mein Dasein
geknüpft.' " Entsetzt gewahrt sie die Zeichen, die das Ende bedeuten, und resigniert: „als sich die Schwester dem
Kissen der Kranken nähert, bemerkt sie auf den ihr vertrauten Zügen einen neuen, fremden Ausdruck, und sie
begreift sofort, daß nun die schwere Stunde nahe ist – und
ihre Seele beugt sich dem Unvermeidlichen, das man
kaum erträgt!"

Am Ende ihres schweren Lebens vermochte Charlotte
dennoch, ein großes, wenn auch nur kurzes Glück in einer
späten Ehe zu finden. Gleichwohl entsprach es ihrem
Schicksal, daß der Inbegriff dieses Glücks, eine Schwangerschaft, ihr zum Verhängnis wurde: die ständige Übel-

keit und die zusätzlichen mit der Gravidität verbundenen
Anstrengungen ließen ihre Tuberkulose wieder auflodern
und bewirkten ihren Tod.

Robert Louis Stevenson hat die verschiedenen Stadien der Krankheit in seiner Autobiographie aufgezeich-
net und beschrieben, wie der Schwindsüchtige „zärtlich
von den Leidenschaften des Lebens entwöhnt wird".
Zwei skandinavische Dichterinnen, die schon in jungen
Jahren sterben mußten, liefern ein Beispiel dafür, wie die
Tbc bei ihren Opfern zunächst einen intensiven Lebenshunger erregt und wie dieser dann unter dem Einfluß der
Krankheit zunehmend in Ermüdung und Apathie um-
schlägt. In ihren frühen Gedichten stellt Edith Södergran
noch eine strahlende und trotzige Lebensfreude zur
Schau:

> *Wir sollen die langen Krankheitsstunden des Lebens lieben*
> *und drängende Jahre der Sehnsucht*
> *wie die kurzen Augenblicke, da die Wüste blüht.*

Ihre späten Verse indessen künden von Unterwerfung
und einer die Grenzen der sinnlichen Welt überschreiten-
den Todesbereitschaft:

> *Ich sehne mich nach dem Land, das nicht ist,*
> *denn alles, was ist, bin ich zu begehren müde.*

Harriet Löwenhjelm lebt angesichts ihrer Erkrankung
in beklemmender Zurückgezogenheit und ganz und gar
auf sich gestellt (Abb. 59):

> *Vor dem Tod schon bin ich matt,*
> *sterbensmatt,*
> *völlig matt,*
> *krank und matt und elend.*

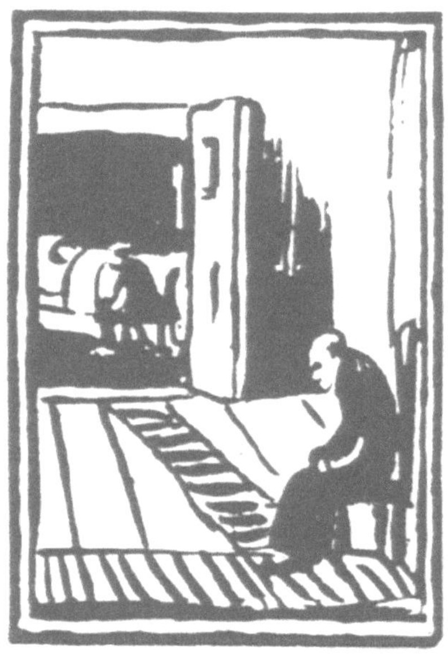

Abb. 59. H. Löwenhjelm. Der Tod
wartet auf die Dichterin, die hier krank in
einem Sanatorium liegt

Die febrilen und bisweilen exaltierten Züge in Sven
Stolpes höchst eigenwilligem literarischem Stil haben sich
bei seinem Aufenthalt *Im Wartezimmer des Todes* entwik-
kelt.

Anton Čechov, ein anderes Opfer der Tuberkulose,
war – wie Keats – zum Arzt ausgebildet: „Die Medizin ist
meine mir rechtmäßig angetraute Ehefrau, die Literatur
jedoch meine Geliebte." Dieser Ausspruch gibt Aufschluß über Čechovs wahre Leidenschaft, und so hat er die
ihm „rechtmäßig angetraute Ehefrau" auch bald verlassen – niemals freilich ganz vergessen: „die Medizin hat in erheblichem Umfang das Feld meiner Wahrnehmungen erweitert; und nur wer selbst schreibt, kann
deshalb ermessen, welchen Wert sie für mich als Schriftsteller besitzt". Vielleicht trugen seine fachlichen Kenntnisse – im Verein mit seiner Krankheit – tatsächlich zu jener schicksalsergebenen Einstellung bei, die er mit einer
Reihe von unentschlossenen und wankelmütigen Doktoren in seinen Werken teilt. „Für mich als Arzt gibt es nicht
viele Illusionen. Und sie fehlen mir natürlich – das Leben
wird ohne sie irgendwie öde."
Čechov hatte sich die Tuberkulose als junger Mann
zugezogen. Er weigerte sich aber, wie man es manchmal
bei Ärzten erlebt, standhaft, das Urteil seiner Kollegen zu
akzeptieren; statt dessen versteckte er die verräterischen
Blutflecken in seinen Taschentüchern sorgsam vor den
argwöhnischen Blicken seiner Eltern. Nichtsdestoweniger beschäftigte er sich in seinen Arbeiten insgeheim mit
seinem Zustand – wobei von diesen Werken eine gewisse
Nostalgie ausgeht und – wie auf den letzten Seiten in *Der
schwarze Mönch* – eine bange Vorahnung des Todes:
”... aus seiner Kehle floß Blut unmittelbar auf die
Brust ... Er fiel zu Boden, und sich auf den Händen erhebend, rief er –: ‚Tanja!'

Er rief Tanja, er rief den großen Garten mit den prachtvollen, vom Tau benetzten Blumen, rief den Park, die Kiefern mit den zottigen Wurzeln, das Roggenfeld, seine wunderbare Wissenschaft, seine Jugend, Kühnheit, Freude, rief das Leben, das so herrlich war. Er sah auf dem Boden neben seinem Gesicht eine große Blutlache und konnte vor Schwäche kein einziges Wort mehr herausbringen, aber ein unaussprechliches, grenzenloses Glück erfüllte sein ganzes Wesen.''

Doktor Cechov schätzte und war engstens vertraut mit der schließlichen Euphorie die uns unseren Abschied von dieser Welt dadurch erleichtert, daß sie einen mildtätigen Schleier über die schmerzliche Wirklichkeit breitet. Schostakowitsch, der selbst mehrere Sanatoriumsaufenthalte hinter sich hatte, muß eine gewisse Seelenverwandtschaft mit seinem Leidensgenossen gespürt haben, da er den *Schwarzen Mönch* als Leitfigur seiner 15. Symphonie auserwählte (ähnlich wie er seine Todesangst zum Thema seiner 14. gemacht hat).

Auch D.H. Lawrence hat bis zum Schluß versucht, seine Tuberkulose vor sich selbst und seiner Umgebung zu verbergen, ihr ständig neue Namen gebend: Schnupfen, Luftröhrenkatarrh oder ganz gewöhnliche Erkältung. Er nahm sie in seine Dichtung hinein, indem er sie auf Lady Chatterleys Liebhaber, den Waldhüter, übertrug, der von einer ,,eigenartigen Vitalität war, aber ein wenig zart und gedämpft'', allerdings nicht in einem Maße, daß er nicht die stürmischsten Exzesse mit der Lady erleben konnte, die ihrerseits krank war, schwach aus Langeweile und sexuellen Frustration. Die offene und eingehende Beschreibung ihrer Liebesbeziehung, die vor Erregung vibriert, schockierte die damalige Zeit. ,,Von schamloser Freizügigkeit'' kündeten die Werbetexte.

Lawrences Krankheit hatte auf seinen literarischen
Naturalismus abgefärbt, ja: er war ihr direkter Ausfluß.
Lawrence hatte den Roman in den letzten Stadien seiner
Tbc beendet, als das Gift der Schwindsucht schon in sei-
nen Adern zirkulierte und ihn matt und mutlos machte.
War es außerdem vielleicht so, daß seine latente Homo-
sexualität sein Verständnis für das weibliche Geschlechts-
leben vergrößert hat[48]? Egal – es sind die Worte Lady
Chatterleys, mit denen er seine Antriebslosigkeit beklagt:
„Warum habe ich die Lust an allem verloren?", seine
Angst vor dem bevorstehenden Tod „vor den gräßlichen
weißen Grabsteinen, die auf dem Hügel emporstechen
ekelerregend wie falsche Zähne … ."

Lawrences eigene sexuelle Aktivität verringerte sich
mit der Zunahme seiner Beschwerden, und er wurde impotent. Wie so häufig rief die unbefriedigte Lust erotische
Phantasien hervor, die in ihrer fiebrigen Intensität an Pu-
bertätsträume erinnern. Das Liebesspiel nimmt kein Ende: „Mit ruhigen Fingern flocht er ein paar Vergißmein-
nichtblüten in das weiche braune Vlies auf ihrem Venus-
berg", und sie „umwand seinen Penis mit einem kleinen
Schlinggewächs …" – um nur die bevorzugtesten Spiel-
plätze zu nennen.

Alles dies macht *Lady Chatterley* zum Inbegriff des
künstlerischen Werks eines Tbc-Kranken. Das Buch hat
in vielfacher Hinsicht Ähnlichkeit mit Graphiken Aubrey
Beardsleys, der ebenfalls seinen von der Auszehrung be-
einträchtigten Geschlechtstrieb in kreativer Form kom-
pensierte – wenn auch auf subtilere Weise. Uns schlägt
aus den Bildern dieses Zeichners eine dichte Fin-de-siècle-
und Art-noveau-Atmosphäre entgegen (Abb. 60).
Beardsley hatte sich bereits in seiner Kindheit angesteckt
und war von seiner Krankheit schwer gezeichnet. Über
den weiteren Verlauf seines Schicksals war er sich völlig
im klaren: „Gestern haben sie mich bei einer Lungenblu-

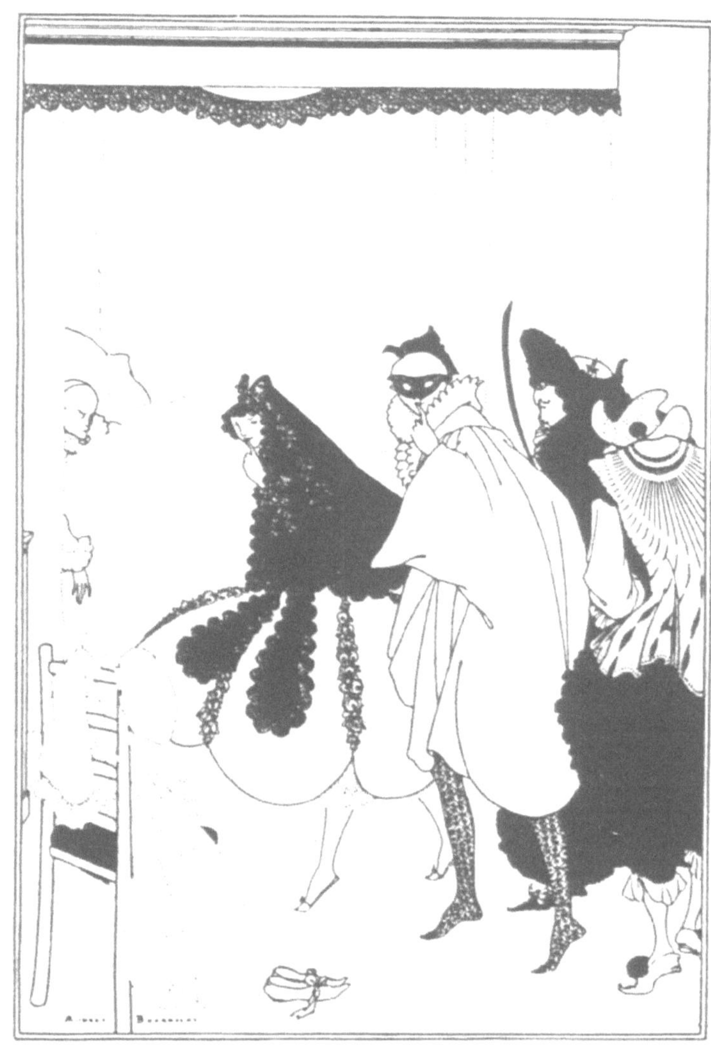

Abb. 60. A. Beardsley, *Der Tod des Pierrot*. „Als die Morgendämmerung anbrach, fiel Pierrot in seinen letzten Schlummer. Da kamen die Komödiant. Arlecchino, Pantaleone, il Dottore un. Columbina auf Zehenspitzen leise die Treppe hinauf, schlichen sich in den Raum und trugen liebevoll den weißberockten Clown von Bergamo auf ihren Schultern davon; wohin weiß niemand."

tung wie einen Leichnam aufgebahrt. Es scheint für mich und meine Lungen kaum noch eine Hoffnung zu geben."
„Älter als Keats werde ich nicht werden", prophezeite er und machte eine Zeichnung, auf der er sterbend in den Kissen ruht, während seine Mitakteure auf den Bühne des Lebens an sein Bett treten, um Abschied von ihm zu neh-

men. Trotzdem arbeitet er wie ein zum Tode Verurteilter
weiter – was er ja auch wirklich war.

In seiner überfeinerten, dekadenten Kunst spiegeln
sich sowohl sein sexueller Hunger wie sein Trotz,
Beardsley war von ausschweifenden erotischen Phantasien besessen. Sein Freund Yeats berichtet, daß Beardsleys
geschlechtliche Begierden unter dem Druck seiner Leiden
unermeßlich geworden waren – was der Zeichner dadurch bestätigt, daß er sich an den Priapus gefesselt darstellt (Abb. 61). Beardsley deutet damit an, daß er durch
die Tuberkulose impotent geworden ist. Er versucht
deshalb, seinen Begierden mit unanständigen Bildern
nachzukommen. Mit fortschreitender Krankheit und immer rapiderem Kräfteverlust wurden seine Bilder zunehmend obszön[69] erreichten gleichzeitig aber einen neuen
Gipfel des Raffinements und der künstlerischen Vollendung. Seine letzten Blätter, die Illustrationen zur *Lysistrate*, entstanden während einer dichten Folge von Lungen-
blutungen (Abb. 62). Es ist zu bedauern, daß man sie für
eine Veröffentlichung zu pornographisch fand, denn selten ist erotische Kunst in ihrer Unschuld und Offenher-
zigkeit liebenswerter und anmutiger gewesen.

Eine eher spielerische, aber ebenso trotzige Einstellung zur Schwindsucht besaß um die Jahrhundertwende
Christian Morgenstern. Er hatte sich die Infektion bei seiner Mutter geholt, und verbrachte sein kurzes Leben im
ständigen Hin und Her zwischen Sanatorien. Er ließ sich
indes von der Krankheit nicht unterkriegen und behaup-
tete seine innere Freiheit mit schwarzem Humor. Im Geiste François Villons trieb er mit seinem traurigen Los in
grotesken *Galgenliedern* seine Scherze. Er hatte erkannt:
„Man sieht vom Galgen die Welt anders an, und man
sieht andre Dinge als andre." Welche das waren, zeigt er
uns in seinen Versen:

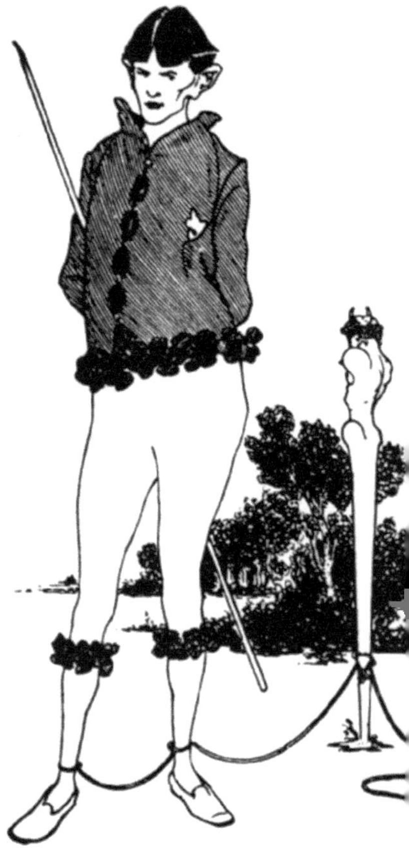

*Abb. 61. A. Beardsley. Der Künstler
ist an den Pirapus gefesselt, das Symbol
der Sexualität*

148

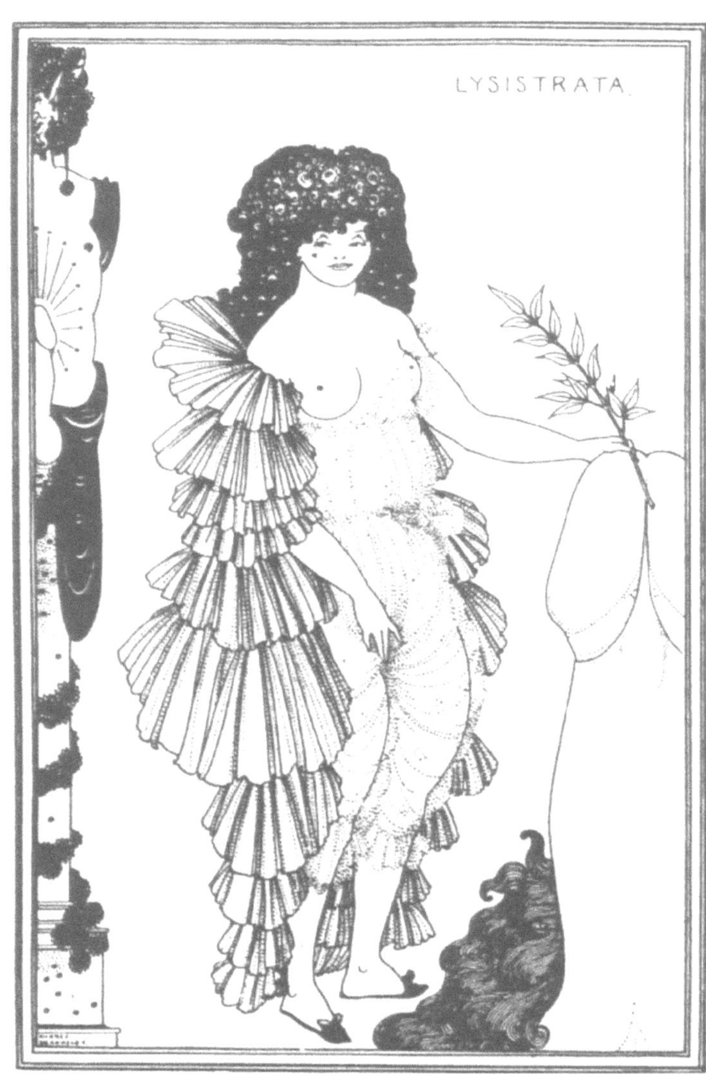

Abb. 62. A. Beardsley. Lysistrate bedeckt ihre Scham, während ein Penis genauso feinsinnig dekoriert ist wie jener, den Lady Chatterley so sehr verehrte

Galgenbruders Frühlingslied

Es lenzet auch auf unserm Spahn,
o selige Epoche!

Ein Hälmlein will zum Lichte nahn
aus einem Astwurmloche.

Es schaukelt bald im Winde hin
und schaukelt bald drin her.
Mir ist beinah, ich wäre wer,
der ich doch nicht mehr bin ...

Galgenbruders Lied an Sophie, die Henkersmaid

Sophie, mein Henkersmädel,
komm küsse mir den Schädel!
Zwar ist mein Mund
ein schwarzer Schlund —
doch du bist gut und edel!

Sophie, mein Henkersmädel,
komm, streichle mir den Schädel!
Zwar ist mein Haupt
des Haars beraubt —
doch du bist gut und edel!

Sophie, mein Henkersmädel,
komm, schau mir in den Schädel!
Die Augen zwar,
sie fraß der Aar —
doch du bist gut und edel!

Andere Gebrechen

Der Märchenmaler Ivar Arosenius starb an Hämophilie, der Bluterkrankheit, als er kaum mehr als 30 Jahre alt war[8]. Dasselbe – angeborene – Leiden hatte schon seinen Bruder hinweggerafft, nachdem man ihm mit 14 Jahren einen Zahn gezogen hatte. Arosenius war sich deshalb der Todesgefahr, in der er permanent schwebte, in aller Schärfe bewußt, und er stellte sie in blutigem Realismus dar – niemals hat ein Drache so stark geblutet wie jener, dem der Künstler, mit seiner Krankheit ringend, in der Person des Heiligen Georg entgegengetreten ist (Abb. 63). Jede Blutung war von schweren Schmerzen begleitet und schränkte seine Bewegungsfreiheit ein; wenn er sich irgendwo stieß, bekam er große Blutergüsse, und seine Gelenke schwollen äußerst schmerzhaft an. Dies alles förderte und vollendete sein Künstlertum. In den langen Wochen, in denen er als Kind im Bett liegen mußte, vertrieb er sich die Zeit mit Malen und Zeichnen. Dadurch erwarb er sich eine ungewöhnliche handwerkliche Fertigkeit – nur bei wenigen Künstlern war der Weg vom Gedanken bis hin zu seiner Umsetzung so kurz wie bei ihm.

Aber nicht nur die Form, auch der Inhalt dieser Arbeiten war von seiner Krankheit geprägt. Zuerst einmal fand sie ihren Ausdruck in einem verzweifelten Aufbegehren gegen sein Schicksal – er hatte das starke Bedürfnis, sich so schnell und intensiv wie möglich vom Leben zu nehmen, was das Leben ihm bot. Dementsprechend sieht man

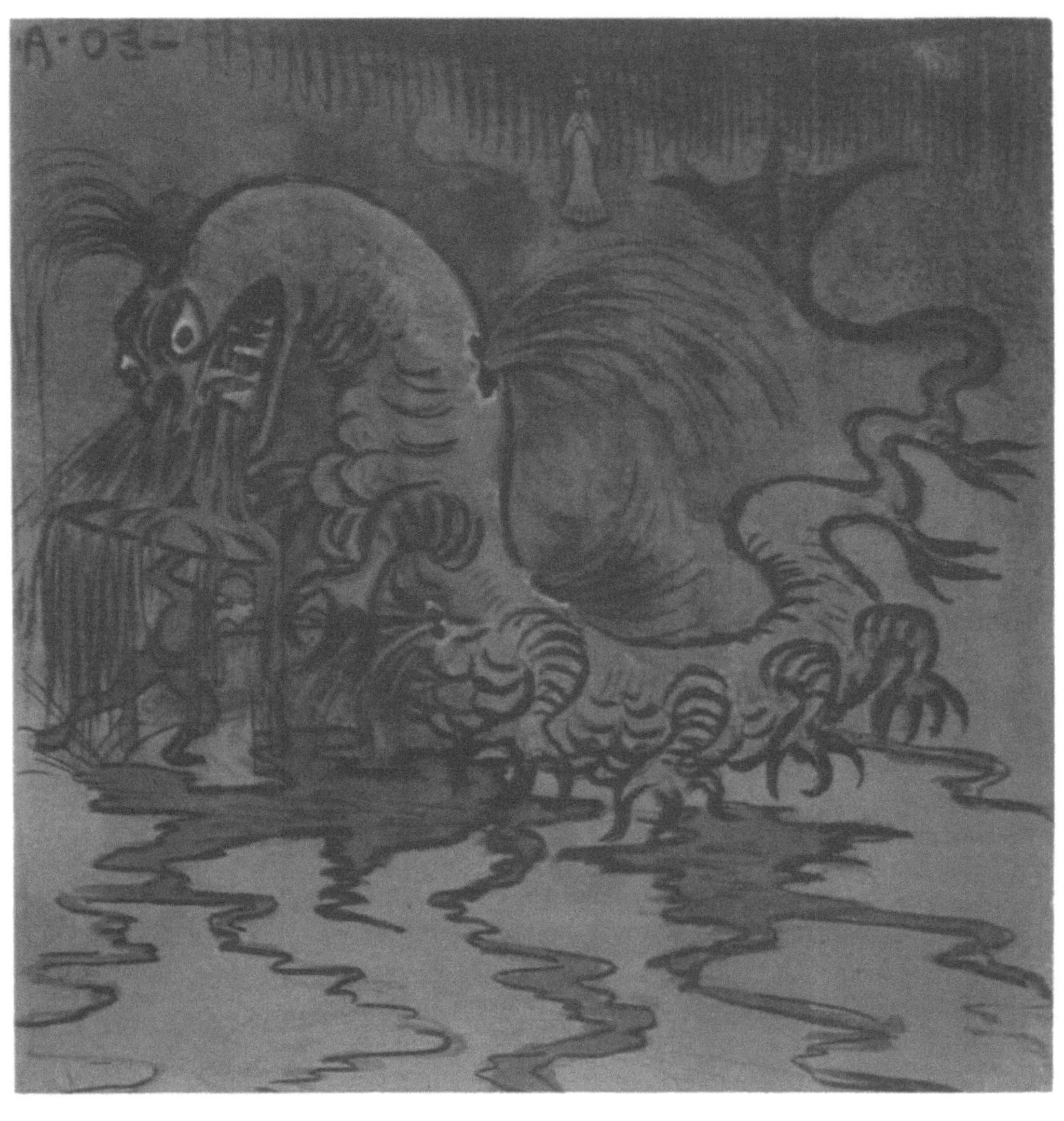

Abb. 63. I. Arosenius, St. Georg und der Drache. Der Künstler im Kampf mit seiner Bluterkrankheit

152

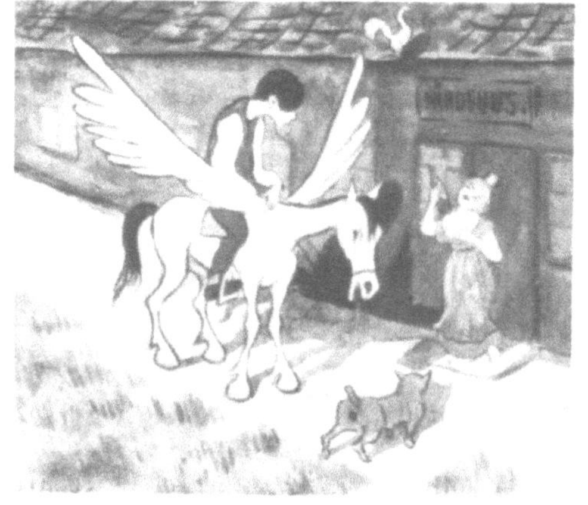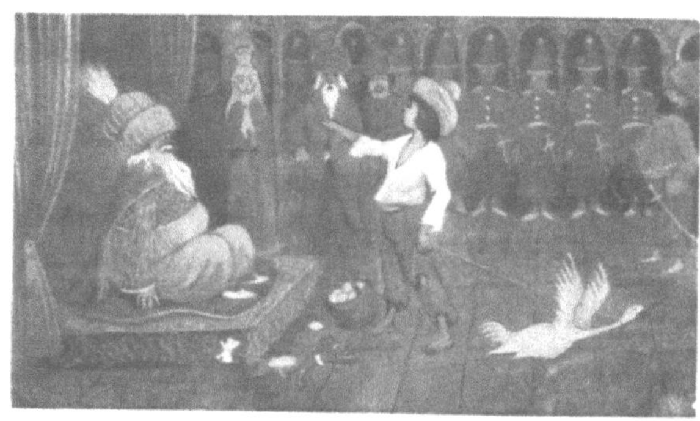

ihn auf einem Bild, wie er müde und ermattet auf seinem Pegasus zum Wirtshaus reitet, um sich dort bei Wein und Weib zu trösten (Abb. 64). Gleichwohl war da noch ein anderes – bitteres – Gefühl: eine gewisse Verachtung, die sich – mit Neid gepaart – gegen den frisch und munter daherkommenden Bruder Leichtfuß richtet, der in seinen Aquarellen gern als stolzer Märchenprinz auftritt und selbstsüchtig und rücksichtslos pflückt, was er am Wege findet – seien es Blumen für den Tisch oder Mädchen für das Bett.

Arosenius wurde vor den Ausschweifungen des wilden Bohèmelebens durch eine Ehe bewahrt, die ihm einige Jahre ungeteilten und ungetrübten Glücks bescherte. Die größte Freude war für ihn seine Tochter – ihr malte er Bilder, die zum Schönsten, Phantasievollsten und Ausdrucksstärksten überhaupt gezählt werden müssen, was je gemalt worden ist: zum Beispiel jenes Aquarell vom Betteljungen, der sich an dem allgemeinen Hetzen und Hasten um ihn herum nicht beteiligt und dennoch (oder gerade deshalb) die goldene Gans des Sultans wieder einfängt und dadurch die Hand der Prinzessin gewinnt und das halbe Königreich (Abb. 65). Man sehe nur einmal, wie

Abb. 64. I. Arosenius, Der Künstler auf seinem Pegasus

Abb. 65. I. Arosenius. Der Betteljunge liefert die Goldgans ab, die er gefunden hat und fordert seine Belohnung

keck er seine Belohnung einfordert und wie neugierig die
Prinzessin unter ihrem Pony hervorlugt!

Trotzdem: Arosenius' Glück war nicht beschaulich,
denn die bedrohliche Krankheit brachte sich ständig in
Erinnerung. Nachdem er während eines Nasenblutens
dem Tod nur knapp entronnen war, arbeitete er mit ver-
doppelter Anstrengung weiter, denn er wußte, daß seine
Tage gezählt waren. Mitten in der fröhlichsten Runde ge-
sellte sich unversehens der Tod hinzu – jener schauerliche
Makabere Gast (Abb. 66). Drei Verse von Bellman stimmen uns ein:

Trink aus dein Glas, der Tod schon wartet deiner!

...

Prosit, mein Junge!
Stimm deine Saiten, sing, wie schön's einst war!

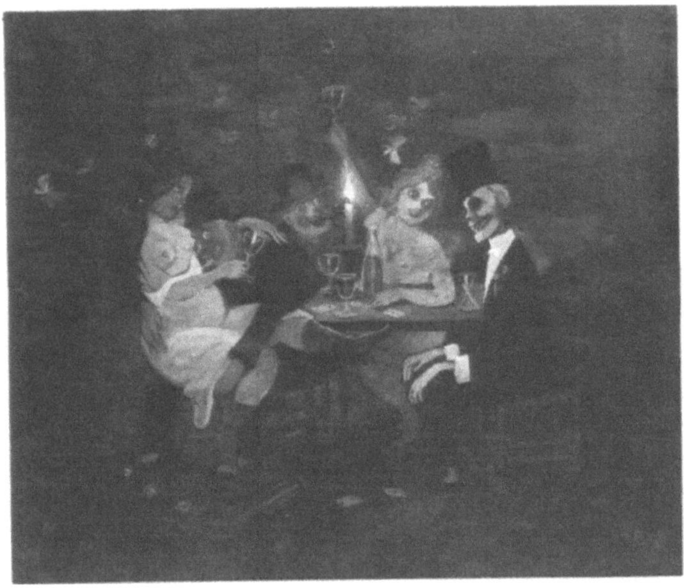

*Abb. 66. I. Arosenius, Makabre
Gesellschaft. Auch in der fröhlichsten
Runde kann sich der Tod
als schauerlicher Gast einstellen*

Lange sollte der Tod nicht mehr warten. Als seine Frau eines Silversterabends schon zu Bett gegangen war, arbeitete er noch eine Weile, obwohl er Halsschmerzen hatte. Mitten in der Nacht wachte seine Frau plötzlich auf und fand ihn mit blau angelaufenem Gesicht und nach Atem ringend vor. Ehe sie noch Hilfe holen konnte, war er bereits an einer Rachenblutung erstickt und sein reiches, allzu flüchtiges Leben vollendet.

Einer der eigenständigsten Künstler unserer Zeit war Paul Klee. Hochbegabt und musikalisch suchte und fand er für die Kunst ungeahnte Ausdrucksmöglichkeiten, die etwas vom jener spontanen Freude der Hand und des Geistes verraten, neue Bilder in unverbrauchten Farben zu malen, kühne und bestechende, nie zuvor gesehene Konstellationen. Seine Lieblingsbeschäftigung war es, wie er sagte, mit einer Linie spazieren zu gehen. Seine Vorstellungskraft war originell und unerschöpflich. Es ist nicht zu verkennen, wie viel Spaß es ihm gemacht hat, jenes merkwürdige und phantastische Gebäude zu ersinnen, dem er den Namen „Sängerhalle" gegeben hat (Abb. 67). Es muß ein sehr heiterer Künstler gewesen sein, der auf diesem Bild die Feder und den Pinsel geführt und am Schluß noch die Fahne auf dem Turm gehißt hat!

Freilich, die Heiterkeit währte nicht lange. Mit 40 Jahren begann Paul Klee, erste Anzeichen einer heimtückischen Krankheit zu zeigen, der Sklerodermie, die ein Schrumpfen der Haut und der darunter befindlichen Muskeln mit sich bringt. Bis heute gibt es kein Mittel dagegen, und der Tod erfolgt für gewöhnlich innerhalb eines Zeitraums von 5–10 Jahren. Die Krankheit schreitet unaufhaltsam voran und erfaßt bald auch die tiefer liegenden Bereiche des Körpers. Der ganze Prozeß ist genau zu verfolgen – auch vom Patienten selbst, der nahezu täglich mitansehen kann, wie der Tod sich ihm nähert. Es ist zwar richtig, daß sich in den meisten von uns die krank-

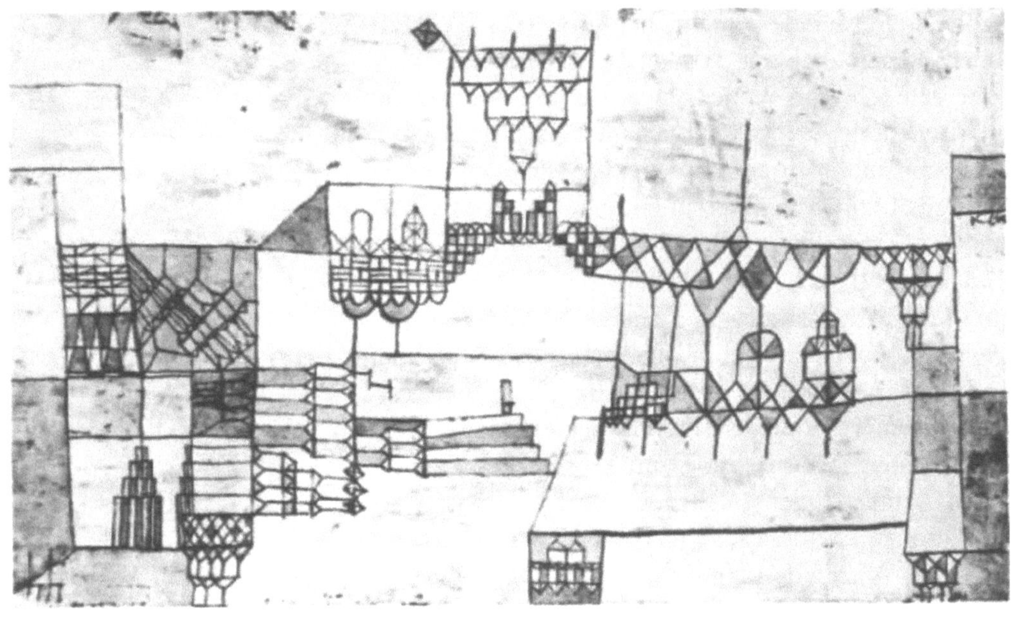

haften Veränderungen längst angebahnt haben, die
schließlich unser Leben beenden werden, doch zum
Glück bleiben sie uns meist verborgen; wir können unsere
eigenen degenerativen Prozesse nicht beobachten. Das
hilft uns, die Tatsache der Kürze allen Lebens zu vergessen. Die Krankheit, die Paul Klee vernichtete, war unmöglich zu übersehen, und so dauerte es auch nicht lange,
bis er merkte, daß sie nicht allein sein Gemüt, sondern
auch seine Kunst beeintträchtigte. Aufgrund der zuneh-
menden Versteifung seiner Extremitäten fiel es ihm immer schwerer, seine kleinen verspielten Bilder zu malen.
Er demonstriert uns seine Situation in der Zeichnung jener bejammernswerten Figur, *Ein Gestalter*, die ihren Zei-
chenstift zwischen verkrüppelten Fingern hält – es ist dieselbe Situation, in die auch Renoir und Dufy angesichts
ihrer rheumatischen Hände geraten waren – nur mit dem

Abb. 67. P. Klee, Die Sängerhalle.
Der Künstler machte gern einen Spazier-
gang mit einer Linie

156

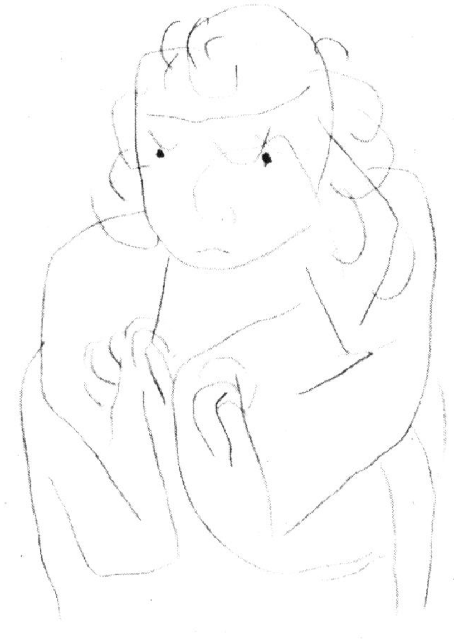

68

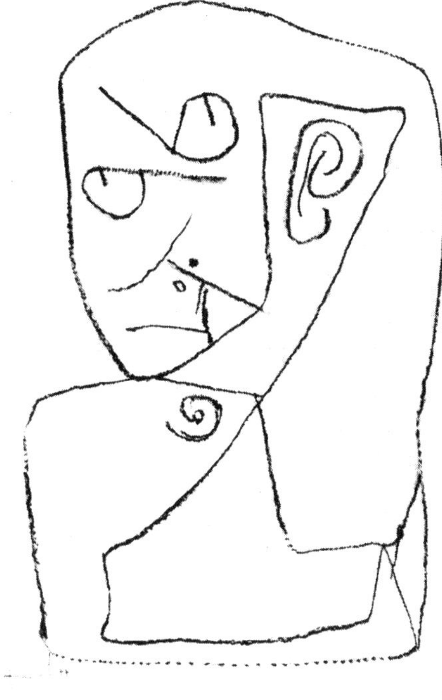

69

Unterschied, daß Klees Erkrankung hoffnungslos war (Abb. 68).

Seine Bilder verlieren jetzt ihren heiteren und unbeschwerten Charakter. Der Gedanke an Tod und Vernichtung ist sein treuer – und beinahe einziger – Begleiter, denn die letzten Jahre seines Lebens hat er in völliger geistiger Isolation zugebracht. Lediglich aus seinen Arbeiten können wir noch seine Ängste entnehmen; er habe niemals so viel und so intensiv gezeichnet, sagt er, und er gesteht: „Ich schaffe – pour ne pas pleurer", um nicht zu weinen…

Seine späten Werke stellen – mit ihren Titeln wie *Will dabei sein* und *Trennt sich schwer* – eine ungemein beklemmende Bilderfolge dar. Eines der letzten, *Durchhalten!* (Abb. 69), ist der leidvolle Ausdruck für den Versuch, in

Abb. 68. P. Klee, Ein Gestalter.
Der Künstler, der weiterzumalen versucht, obwohl ihm eine schwere Krankheit beide Hände deformiert hat.
Es ist ihm fast nicht mehr möglich, den Pinsel zu halten

Abb. 69. P. Klee, Durchhalten!
Das von Krankheit gezeichnete Gesicht erinnert an das des Künstlers

diesem Trauerspiel des Daseins nicht den Mut zu verlieren und statt dessen Montaignes Maxime zu beherzigen:
„dulde, leide, klage nicht!" Die hervorgehobenen Linien
um seine Mundwinkel gleichen den eigenen traurigen und
harten Zügen des Künstlers, den seine Krankheit gezeichnet hat (Abb. 70). Nicht mehr lange, und *Der Kranke im
Kahn* (Abb. 71) hatte Charon zum Fährmann[24].

Der schwedische Lyriker Hjalmar Gullberg litt ebenfalls an einer schrecklichen Krankheit, der progressiven
Myasthenie, einer Muskelschwäche. Seine ergreifenden
Verse machen deutlich, wie extreme körperliches Elend,
einer Krankheit verursacht, die so qualvoll und kaum zu
ertragen ist, dennoch Stoff für die herrlichste Poesie abzu-
geben vermag. Eines seiner Gedichte ist die Antwort an
einen jungen Mann, der darüber geklagt hatte, in welche
seelischen Nöte er mit seinen eigenen poetischen Bemühungen geraten war:

...

*Denn ich bin alt und bekam
schon – zigmal ähnliche Post.
Und jetzt bin ich es leid.
Die Krise meiner Pein,
der Schmerz im Knochenkleid,
muß zweifellos anders sein
als die Seelennot. Ich kann
belegen: alle Luft
stank, als mir der Schleim entrann.
Jetzt spüre ich Blütenduft.
SIE klagen, junger Mann?*

...

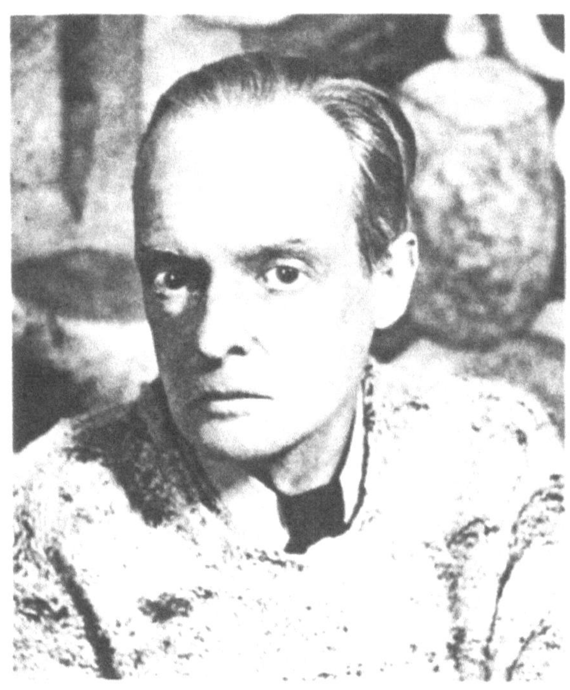

Abb. 70. P. Klee. Foto

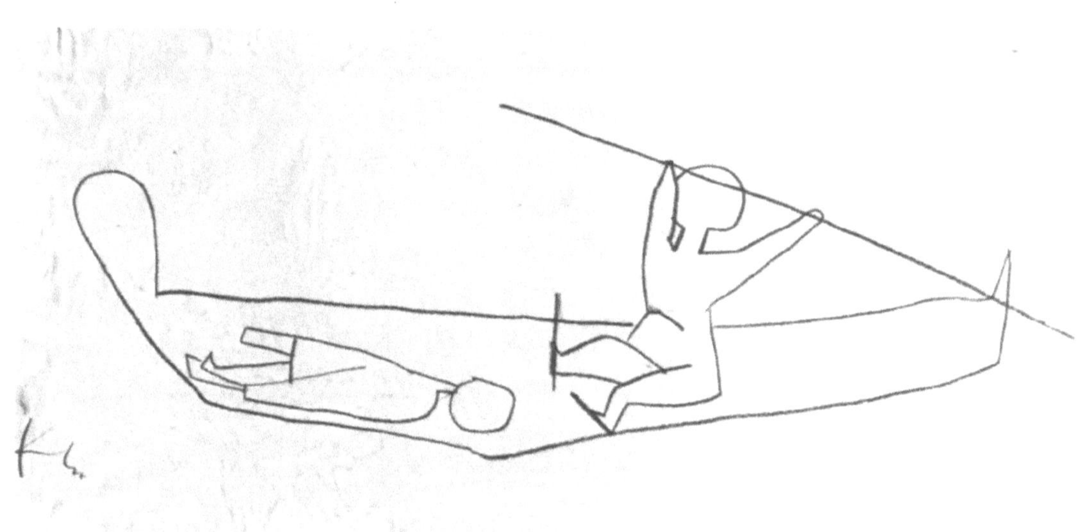

Abb. 71. P. Klee, Der Kranke im Kahn.
Bald erreicht er das andere Ufer

Gullbergs schwere Krankheit hinterließ markante
Spuren in seinen späten Gedichten. Er wünscht sich sein
Ende herbei:

...

Tiefer hinein, wie durch Mark und Bein,
Tage und Nächte mich grausend:
nurmehr ein Wunsch noch, der allein. –
Andere haben tausend.

Es gibt bei ihm eine expressive und schockierende
Darstellung des erbärmlichen endgültigen Zerfalls unser-
er Körperlichkeit. Der Fischer, der Ophelia ertrunken im
Flußdickicht gefunden hat, ist sein Sprecher (Abb. 72):

Ich fand Ophelia. Dort im dichten Röhricht
mit off'nem Haar. Sie war so sehr verändert

...

Sie, die in des Stromes Wellen
gestorben war, sah ich in meinen Netzen;
der Fluß ließ schon das Seejungfräulein schwellen,

...

Was tat ich nur zuerst, als ich ganz töricht
die Kleine fand in ihren nassen Fetzen?
Sah, was ich sah. Dann kotzte ich im Röhricht.

Als Gullberg sich von einem Rückfall bedroht fühlte
und fürchten mußte, daß ihm wieder „der Schleim entrin-
nen" würde, zog er es vor, Ophelia „ins dichte Röhricht"
zu folgen.

160

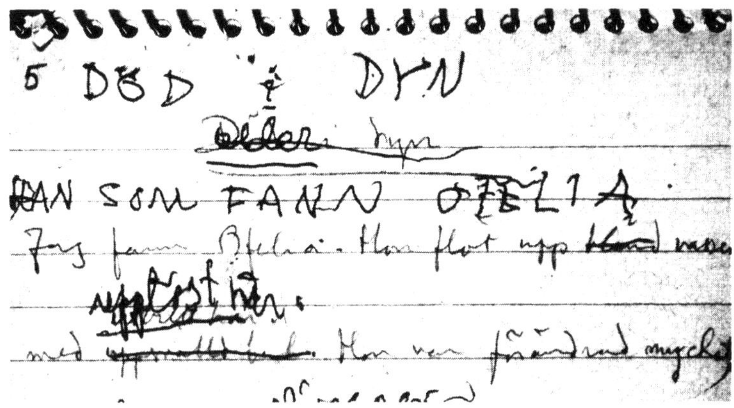

Rainer Maria Rilke stellte dieselbe heldenhafte Tapferkeit unter Beweis. Er hatte Leukämie, eine Krankheit, die ihn nach vielen Leidensjahren voll schließlich unerträglicher Schmerzen das Leben kosten sollte – Jahren, in denen er, wie es heißt, die Einnahme von Schmerzmitteln abgelehnt habe, um seine Schaffenskraft nicht zu lähmen. Nachdem er die ersten beiden *Duineser Elegien* entworfen hatte, blieb er als Dichter geraume Zeit stumm; ja: er muß sich gefragt haben, ob er sie überhaupt noch jemals würde zu Ende führen können. Doch dann, in einer plötzlich aufwallenden Inspiration, gelang es ihm: „Alles in ein paar Tagen, es war ein namenloser Sturm, ein Orkan im Geist … .‟ Nicht allein die zehn Elegien kamen in diesem Rausch zustande, sondern auch die ekstatischen Meditationen über die Dichtung und über den Tod, der nicht mehr fern war, *Die Sonette an Orpheus*:

Sei – und wisse zugleich des Nicht-Seins Bedingung,
den unendlichen Grund deiner innigen Schwingung,
daß du sie völlig vollziehst dieses einzige Mal.

Abb. 72. H. Gullberg, Tod im Schlamm. Die mit zittriger Hand vorgenommenen Änderungen sind angesichts seiner vordem schönen Schrift – ebenso wie der drastisch bedrückende Inhalt des Gedichts – ein Zeichen für Hjalmar Gullbergs fortschreitenden Verfall

Bald darauf meldeten sich die ersten Symptome der Krankheit:

Komm du, du letzter, den ich anerkenne,
heilloser Schmerz im leiblichen Geweb:
wie ich im Geiste brannte, sieh, ich brenne
in dir; das Holz hat lange widerstrebt,
der Flamme, die du loderst, zuzustimmen,
nun aber nähr' ich dich und brenn in dir.
Mein hiesig Mildsein wird in deinem Grimmen
ein Grimm der Hölle, nicht von hier.

Rilke liebte Blumen, von Rosen war er hingerissen – hingerafft am Ende auch: er verletzte sich an einem Stachel, als die Krankheit ihm längst jede Resistenz gegen eine Infektion und den Tod genommen hatte. Dies ist die Geschichte des Sterbens eines Dichters; die ungeschminkte faktische indessen war seine akute Leukämie. Sein Trost – sofern das ein Trost ist – mag die Tatsache sein, daß inzwischen eine Rose seinen Namen trägt.

Das auffallende Zusammentreffen von Kreativität und Krankheit bei Rilke hat Spekulationen über die Frage nach Ursache und Wirkung Auftrieb gegeben. Laut einer erfinderischen Theorie soll jenes Übermaß an Kreativität seine Krankheit psychosomatisch ausgelöst haben – „... alles, was Geweb in mir ist, Bindung, krachte im Sturm ... ." Aber auch die gegenläufige Reihenfolge ist diskutiert worden – ob nicht erst seine Krankheit in jene Kreativität umgeformt wurde, so wie sich Novalis das einst vorgestellt hat (vgl. S.16). Die aus medizinischer Sicht plausibelste Verbindung (falls es eine solche überhaupt gibt) besteht indessen darin, daß der Dichter – bewußt oder unbewußt – die Nähe des „Nicht-Seins" gespürt und sich beeilt hat, sein Lied zu Ende zu singen, „seine Schwingung völlig zu vollziehen". Diese Deutung findet ihre Bestätigung bei Rilke selbst: „Aber nun ists. Ist. Ist. Amen. Ich habe also dazu hin überstanden, durch alles hindurch. Durch Alles. Und das wars ja, was not tat. Nur dies."

Béla Bàrtók, der dem gleichen „kranken Blut" zum Opfer gefallen ist, klagte darüber, Abschied nehmen zu müssen, „obwohl (er) doch so viel noch auf dem Herzen hatte". Immer schwächer geworden und dennoch von anhaltendem Fieber angefeuert, komponierte er seinen Schwanensang, das Klavierkonzert Nr. 3. Im Angesicht des Todes, als ein elender Flüchtling, ruft er sich den Reichtum und die Fülle des Lebens in Melodien ins Bewußtsein zurück, die ihre Wurzeln in den Volksliedern seiner Heimat haben.

Ein weibliches Gegenstück ist die todgeweihte, wenn auch willensstarke Flannery O'Connor[49]. Sie bekämpfte ihr natürliches Selbstmitleid mit grimmigen Humor und schaute ihrem Schicksal unerschrocken in die Augen – so hat sie es im Leben wie in ihren Büchern gehalten, wo „ein guter Mann schwer zu finden ist" und ein braves Mädchen nur allzu leicht betrogen wird, besonders wenn sie ein Krüppel ist. Ihre Krankheit, Lupus erythematosus, befällt zunächst die Gelenke, bald jedoch auch, eines nach dem anderen, die inneren Organe. „Mein Vater hatte das schon – aber damals interessierte sich nur der Leichenbestatter dafür; heute kann man es mit ACTH immerhin verlangsamen." Das Medikament, das entzündungshemmend wirkt, schenkte ihr noch 15 wertvolle Jahre – Jahre zum Leben und Jahre zum Schreiben. Der englischen Bezeichnung „butterfly rash", die auf den schmetterlingsförmigen Ausschlag auf dem Nasenrücken und den Wangen zurückgeht, liegt dieselbe unbekümmerte Art zugrunde, eine schlimme Wahrheit auszusprechen, die

wir auch ihrem Œuvre entnehmen können. „Ich bin noch
nirgendwo gewesen, ohne daß ich krank war. In gewisser
Hinsicht ist 'Krankheit' ein Ort, der einem mehr gibt als
eine ausgedehnte Reise nach Europa; und es ist immer ein
Ort, an dem man ohne Begleitung ist – dorthin folgt einem keiner mehr.”

Am Ende, als sie ihrem Leiden erliegt, macht sie sogar
noch ein Wortspiel mit seinem Namen, „lupus” (lat.
Wolf): „Ich fürchte, jetzt ist der Wolf drin und beißt alles
kaputt!” Dann brach sie infolge ihres Blutarmut und ihrer
Harnvergiftung zusammen.

„Dienstag haben sie mir eine Bluttransfusion gegeben; deshalb geht es mir heute etwas besser. Die beiden
letzten Tage habe ich jeweils eine Stunde arbeiten können.
Himmel! wie ich mich freue, wenn ich schreiben kann. Ich
lasse mir jede Stunde auf der Zunge zergehen wie ein Rin-
derfilet.” In dieser Misere stellte sie fest, daß „man das,
was man sich einteilen muß, viel gewissenhafter wahr-
nimmt – so kommt es mir jedenfalls vor.” Ihre genauen
Beobachtungen stellt sie in einem gereiften und unge-
wöhnlich eigenen Stil in ihren letzten Erzählungen dar.
Sie wurden vollendet, als sie schon im Sterben lag. Ihre
tiefe Religiosität hatte im Zusammenwirken mit ihrer
ständigen Bedrohung durch die tödliche Krankheit vermutlich den Anstoß dazu geliefert, daß sie sich so intensiv
für ausweglose Schicksale, erbarmungslose Menschen
und hoffnungslose Individuen interessiert hat.

Zum Abschluß wollen wir nun in unseren Totentanz
mit Dichtern, Künstlern und Komponisten noch Juan
Gris und Gustav Mahler einreihen.

Juan Gris war der dritte der großen Kubisten und ein
wenig jünger als Braque und Picasso. Er war ihr Wegge-
fährte und Freund, und seine Schaffenskraft glich der ihren – vielleicht war er der tiefgründigste von den dreien.

Oftmals war die Palette seiner Farben üppiger und wärmer als die der beiden anderen, vor allem in der frühen kubistischen Periode, als Picasso und Braque mit feinen Grau- und Braunharmonien bestachen. Juan Gris war begeistert von den Möglichkeiten, der Realität dadurch neue Aspekte abzugewinnen, daß er die Dinge – wie schon Cézanne – aus verschiedenen Blickwinkeln gleichzeitig betrachtete und sie zu faszinierenden Figurationen mit sich überschneidenden Winkeln und Dreiecken komponierte (Abb. 73).

Juan Gris war von Natur aus schwermütig und verschlossen. Irgendwann im Verlauf der 20er Jahre fühlte er, daß seine Malerei allzu kühl und intellektuell geworden war; wie andere vor ihm bemühte er sich, die ihm gezogenen Grenzen zu überschreiten. Im Bestreben, seinem Werk mehr menschliche Wärme zu verleihen, tat er jedoch seinem Wesen Gewalt an, woraufhin – das ist die heute vorherrschende Meinung – seine Malerei ihre künstlerische Kraft und Intensität verlor. Die Gestalten und Objekte wirken wie aufgeblasen, die Farben sind fahl, und die suggestive Ausstrahlung seiner früheren Bilder ist dahin. Zur selben Zeit machen sich bei Juan Gris die ersten Anzeichen jener Krankheit bemerkbar, die ihn innerhalb weniger Jahre ins Grab bringen sollte. Seine Nieren waren von einer Scharlachinfektion in Mitleidenschaft gezogen worden und funktionierten von Tag zu Tag schlechter. Die Harnvergiftung wurde nicht sofort diagnostiziert; er bekam immer bedrohlichere Anfälle von Atemnot, die man fälschlicherweise für allergisches Asthma hielt und mit Injektionen, Beruhigungsmitteln und einem Klimawechsel kurieren wollte.

Von Mal zu Mal wurde es für ihn mühseliger, länger zu arbeiten, und er klagte, daß seine Bilder krankhafte Züge annähmen. Trotzdem malte er mit eiserner Unbeugsamkeit weiter (Abb. 74). Die Werke aus den letzten Jah-

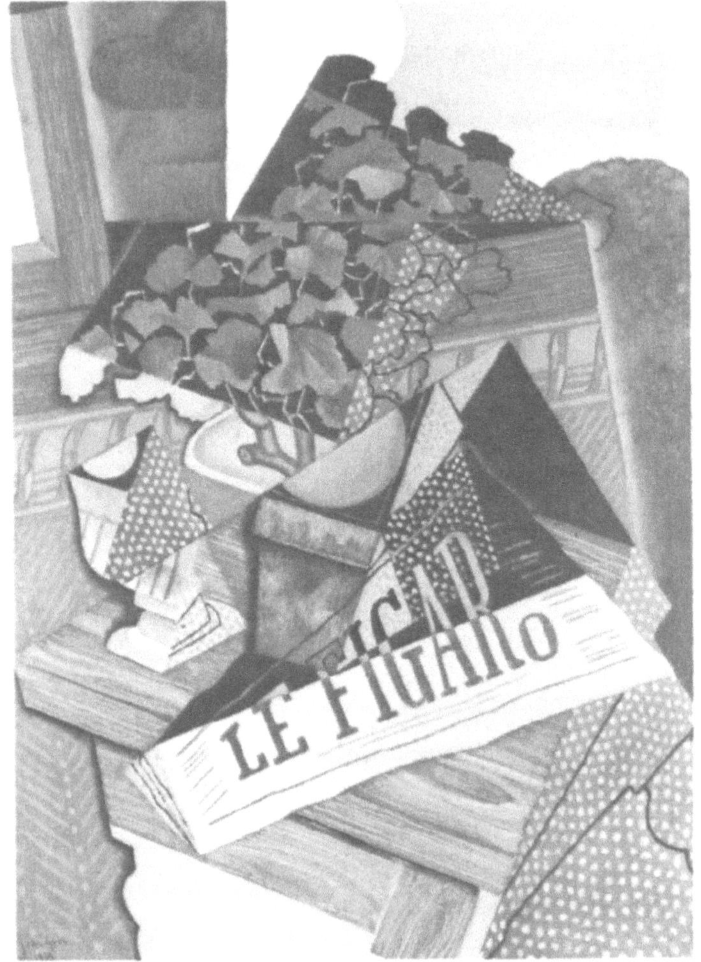

Abb. 73. J. Gris, Stilleben mit Geranie. Ein kubistisches Bild aus den Tagen, als der Maler noch gesund war

ren zeigen, daß ihn seine Krankheit davor bewahrt hat, ein anderer zu werden, als der er war – und so kann er seine originelle und starke Persönlichkeit in ihnen erneut zur Geltung bringen.

Viele Kunstkritiker haben die Situation falsch verstanden und behauptet, daß Gris' gesamtes Spätwerk un-

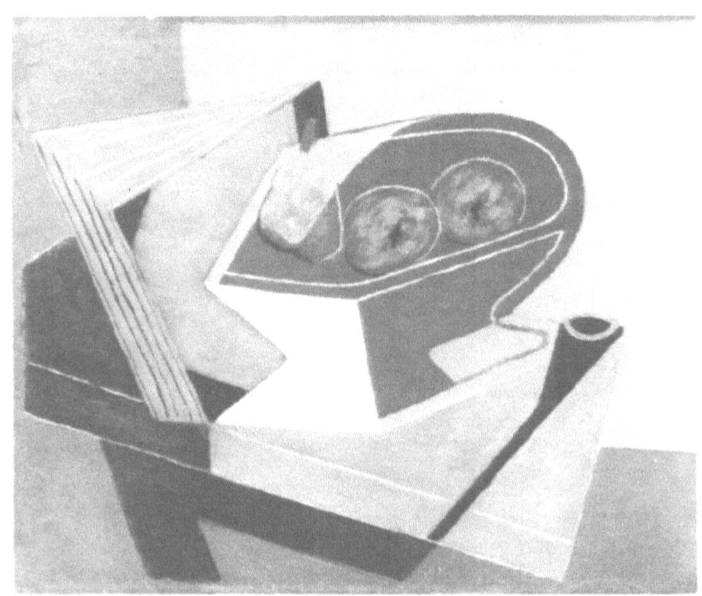

ter dem Druck seiner Krankheit minderwertig geworden sei. Ich dagegen meine in Übereinstimmung mit Kahnweiler, seinem Freund und Berater, daß die Dinge gerade umgekehrt liegen: daß ihn sein Leiden von einem Ehrgeiz befreit hat, der seiner Malerei aus den 20er Jahren nur geschadet hatte – so konnte sie ihre ursprüngliche Qualität zurückgewinnen und bis zu seinem Tode beibehalten.

Wenn man über die letzten Erträge von Juan Gris' Anstrengungen nachdenkt, hört man im Hintergrund ganz leise Gustav Mahlers unendlich schöne und traurige Akkorde aus dem *Lied an die Erde*. Die Unerbittlichkeit des Sterbens und die Hoffnung auf eine Auferstehung waren – seit man ein leichtes Nebengeräusch in seinem Herzen festgestellt hatte – ein ständig wiederkehrendes Motiv in den Kompositionen des Meisters. Nachdem sei-

Abb. 74. J. Gris, Stilleben mit Pfeife. Ein Bild aus den letzten Jahren des Künstlers, als er seine frühere Schaffenskraft zurückgewonnen hatte

ne Herzklappen allerdings bei einer Mandelentzündung
von den gefährlichen Streptokokken befallen worden
waren, nahm seine Erkrankung eine kritische Wendung.
Mahler hatte jetzt seinen Tod vor Augen, und seine Musik wurde noch getragener und erhabener ein letzter Abschied vom Leben.

An Bruno Walter schreibt er: „(...) was in mir vor-
ging und vorgeht, wissen Sie nicht; keinesfalls aber ist es
jene hypochondrische Furcht vor dem Tode, wie Sie vermuten. Daß ich sterben muß, habe ich schon vorher auch
gewußt. – Aber ohne daß ich Ihnen hier etwas zu erklären
oder zu schildern versuche, wofür es vielleicht überhaupt
keine Worte gibt, will ich Ihnen nur sagen, daß ich einfach mit einem Schlage alles an Klarheit und Beruhigung
verloren habe, was ich mir je errungen; und daß ich vis-à-
vis de rien stand und nun am Ende eines Lebens als An-
fänger wieder gehen und stehen lernen muß.”

Der Psychoanalytiker Theodor Reik[45] hat zu Mahlers
Haltung festgestellt: „In seinen Briefen und manchen
seiner Äußerungen, am deutlichsten aber in seiner Musik
können wir verfolgen, wie sich Mahlers Einstellung zu
seinem nahen Ende gewandelt hat – wie er selbst sich auch
verändert und von allem gelöst hat, was ihm im Grunde
fremd war. Als er seinem unabwendbaren Schicksal dann
bar jeder Verbrämung gegenübertritt, ist jede Sentimentalität, jede unechte Gefühligkeit, jeder falsche Ton verschwunden. Wir erleben hier, wie ein Mensch in der Zer-
störung wächst. ... Wo andere untergehen, erhebt er sich
zu ungeahnten Höhen.”

Epilog

Gewiß, man hat hier und da Eigentümlichkeiten im Werk
eines Künstlers zu Unrecht einer Krankheit zugeschrieben wie z.B. bei El Greco; was aber hier vorgetragen wurde, dürfte hinreichend klar gemacht haben, daß zahlreiche
Schriftsteller, bildende Künstler und Komponisten tatsächlich von Krankheiten heimgesucht waren, die nicht
nur ihrem Leben, sondern auch ihrem Werk einen prä-
genden, manchmal entscheidenden Stempel aufgedrückt
haben.

Eine einzige heftige Schmerzattacke reicht aus, um ihr
Opfer davon zu überzeugen, daß es ein bedeutender Unterschied ist, ob man Kummer und Schmerzen zu ertragen
hat oder nicht (vgl. Shaw und Updike); und viele haben
die wesentliche Rolle, die ihre Krankheit für sie gespielt
hat, ja auch selbst erkannt – das zeigen die Zitate von
Byron, Proust und van Gogh.

Hans Christian Andersen, der Märchenerzähler, weist
dem Leiden sogar einen hervorragenden Platz in der Kulturgeschichte zu. Seine "Tante Zahnweh" argumentiert
rücksichtslos *ad hominem*:

"Ach so, du bist ein Dichter, sagte sie, 'nun, dann werde ich dich singen lassen in allen Versmaßen des Schmerzes.

Es war, als ginge eine glühende Nadel durch meinen
Kinnbacken; ich wand und krümmte mich.

'Ein ausgezeichnetes Zahnwerk!' sagt sie, 'eine Orgel,
um darauf zu spielen ...'

’Erkennst Du nun, daß ich mächtiger als die Poesie, die Mathematik und die ganze Musik bin?’ sagte sie. ’Mächtiger als all die gemalten und in Marmor gehauenen Gefühle? Ich bin älter als sie alle zusammen. Ich wurde dicht beim Garten des Paradieses geboren, draußen, wo der Wind blies und die nassen Schwämme wuchsen. Ich veranlaßte Eva, sich in dem kalten Wetter anzukleiden und Adam ebenfalls. Du kannst mir glauben, es lag Kraft in dem ersten Zahnweh!’ ”

Alles dies soll natürlich nicht heißen, daß Leiden eine unabdingbare Voraussetzung künstlerischer Arbeit ist; und es soll auch nicht besagen, daß ein Künstler selbst

hinfällig sein muß, um eine körperliche Beeinträchtigung lebensecht beschreiben zu können. Thomas Mann hat sowohl eine Tbc als auch eine Syphilis durchgemacht – allerdings nur im Roman. Hieronymus Bosch malte die entsetzlichsten Bilder von schrecklichen Schmerzen, die er freilich niemals gehabt hat. Und der kerngesunde Johann Sebastian Bach läßt uns das Schlimmste an menschlichen Qualen – das Martyrium des Gottessohnes – anhand von eindringlichen Tonfolgen nachvollziehen und verstehen, die wie Peitschenhiebe auf uns niedergehen.

Die Folgen bestimmter Krankheiten – wie der Tuberkulose – sind sich nicht selten ähnlich – indessen gibt es dabei gelegentlich auch Ausnahmen, die sich von den Unterschieden in der Persönlichkeit der jeweils Betroffenen herleiten lassen. Man vergleiche nur die stark voneinander abweichenden Reaktionen auf die Gallensteinerkrankung bei Scott und Tegnér, auf die Schwindsucht bei Emily und Anne Brontë und auf die Verkrüppelung bei Byron und Toulouse-Lautrec.

Krankheit kann die künstlerische Arbeit auf vielfache Weise beeinflussen. Sofern sie die eigentliche Ursache bei der Entscheidung für ihre Ausübung ist, bleibt ihre Wir-

kung unbestritten wie bei Pierre de Ronsard, der sich aufs
Dichten verlegte, weil er wegen seiner Taubheit für den
diplomatischen Dienst untauglich geworden war; bei Matisse, der zu malen begann, weil er seine juristische Laufbahn wegen einer Blinddarmentzündung beenden mußte;
und bei Vivaldi, der zu komponieren anfing, weil er infolge seines Asthmas keine Messe mehr lesen konnte.

Was dann ihren direkten Einfluß auf das Schaffen betrifft, so kann sich dieser bereits bei der technischen Ausführung bemerkbar machen. Dies wird auf den späten Bildern des halbblinden Monet – mit ihrer groben Pinselführung und ihrem offenbar gestörten Farbempfinden – besonders augenfällig. Dies zeigt, daß eine Krankheit die
Entwicklung der Kultur gleichsam durch Zufall auf andere Gleise bringen kann und zwar unabhängig von den
Intentionen des jeweiligen Urhebers. Mit der verworrenen Anlage und dem befremdlichen Kolorit seiner Spätwerke entfernte sich Monet, ohne es zu merken, von den
konventionellen Wirklichkeitsbegriffen seiner Zeit hin zu
einer subjektiven Sicht der Dinge und somit hin zur abstrakten, nichtrealistischen Kunst. Die schizoiden Züge in
Hölderlins Poesie gaben der Lyrik neue Impulse und
schenkten ihr bislang unbekannte Ausdrucksmittel.

Dagegen hatte Paganini von seinem angeborenen Leiden, einer extremen Biegsamkeit seiner Hände und Finger, nur Vorteile, denn jetzt war es ihm möglich, ja regte
es ihn geradezu an, technisch ausgefallene Stücke für Geige zu spielen und zu komponieren.

Die Erfahrung des Krankseins hat die Metaphorik
von Dichtern wie Molière und Proust bereichert und anderen Autoren – und Malern – wie Charlotte Brontë,
Čechov, Goya und Marin Marais Material zur Darstellung
eines Krankheitsverlaufs zur Verfügung gestellt.

Obendrein kann Leiden auch direkt stimulierend wirken. So kompensierten Byron und Toulouse-Lautrec das erniedrigende Gefühl ihrer körperlichen Mißbildung mit künstlerischer Produktivität. Das Wissen um die begrenzte Zeit, die ihnen für ihr Schaffen noch blieb, hat – was Paul Klee und Richard Strauss bezeugen – die Flammen der Inspiration oft noch ein letztes Mal auflodern lassen. Viele haben – wie Heine, Karen Blixen und Graham Greene – dem Schaffen Heilkraft zugeschrieben, als Mittel, des Lebens Müh' und Last zu verwinden. In der *Geburt der Tragödie* sagt Nietzsche, daß allein die Kunst in der Lage sei, "das Auge vom Blick in's Grauen der Nacht zu erlösen und das Subject durch den heilenden Balsam des Scheins aus dem Krampfe der Willensregungen zu retten". Derselben Auffassung war Flaubert, der hervorhob: "der einzige Weg zu einem erträglichen Dasein ist, sich in die Literatur zu versenken wie in eine endlose Orgie".

Dr. Samuel Johnson litt unter Zuckungen, die so auffallend waren, daß er seine Pläne, Schuldirektor zu werden, aufgeben mußte; sein seltsames Benehmen und seine grotesken Bewegungen reizten die Schüler immer wieder zum Lachen.

Nachdem er uns versichert hat, daß er seit seiner Kindheit, als ihn seine Beschwerden in ein "schlottrichtes" Wrack verwandelt hätten, keinen Tag mehr ohne Schmerzen gewesen sei, folgert er, daß "die einzige Motivation zum Schreiben darin besteht, es dem Leser leichter zu machen, sich des Lebens zu erfreuen – es überhaupt aushalten zu können". Dem Doktor (selbst ein Opfer periodisch auftretender Depressionen) war das Abfassen von Büchern eine Hilfe: "Beschäftigung, Sir, und Mühsal verhindern Melancholie."

Die wichtigste und nachhaltigste Folge schließlich, die Krankheit für ein Kunstwerk haben kann, besteht darin, seinen Grundton zu vertiefen, ihn klarer und voller zu stimmen. Dies hat den Romanen von Charlotte Brontë, den Gedichten von John Keats, der späten Malerei von

Cézanne und Rothko und der Musik von Mahler und Chopin ihren bleibenden Wert verliehen.

Die Erfahrung, daß vieles von dem, was in der Kunst zum Bedeutendsten zählt, seine Herkunft Kummer und Schmerzen verdankt, führt zu der Einsicht, daß Krankheit zuweilen sowohl den Künstler als aber auch seine Zeit und die ihr nachfolgenden Geschlechter reicher gemacht hat. ''Schmerz ist dem Künstler Erleuchtung, er gibt seiner Sehweise Größe und Wahrhaftigkeit, Leidenschaft und Ernst; er befruchtet seine psychologische Phantasie und schenkt noch seiner Menschenverachtung und seinem Zorn einen kraftvollen Realismus''[6].

Eine Reaktion, die wir bei fast allen hier präsentierten Künstlern feststellen konnten, ist – unabhängig davon, welche Krankheit sie hatten – ein ausgesprochener Gleichmut, ja Heldenmut angesichts ihres Schicksalsschlags. Der innere Zwang und das Bestreben, das eigene Werk zu vollenden, einem persönlichen Gedanken Unsterblichkeit zu verleihen, kann auch die schlimmste Krankheit meistern.

Von Ernst Josephson ist dies in wunderschöne Verse gefaßt worden:

Sag, warum singen wir von Qual,
anstatt sie zu verstecken?
Die Welt ist doch ein Jammertal,
das Sorgen überdecken.

Der Grund ist der: des Dichters Tort,
den Herzenswunden bringen,
soll wehmutssanft als Sängerwort
der Nachwelt einst erklingen.

So wollen wir diese Leid-volle Abhandlung mit froheren Klängen beschließen: mit einer köstlichen Musik –

ausgeführt, um den glücklichen Ausgang einer medizinischen Behandlung zu feiern (s. S.130).

Am Anfang des 18. Jahrhunderts komponierte Marin Marais ein Stück für Viola da gamba, das Satz für Satz eine Blasensteinoperation illustriert und die Gefühle des Patienten während dieser Prozedur wiedergibt. Die einzelnen Sätze sind in der Partitur wie folgt überschrieben: "Der Anblick des Operationstisches" – "Das Zittern bei seinem Betrachten" – "Ernstes Besinnen" – "Der Schnitt" – "Jetzt wird der Stein extrahiert" – "Jetzt verliert man beinahe den Atem" – "Das Blut fließt" – "Jetzt wird man in sein Bett zurückgelegt".

Die Erleichterung des Patienten ist unüberhörbar; nach der entsetzlichen Anstrengung, seinen Blasenstein loszuwerden, gibt er seiner Freude in nicht weniger als gleich drei Tänzen Ausdruck. Sie tragen den Titel: "Der Kirchgang der Frau nach ihrer Niederkunft" – fürwahr der glücklichste aller menschlichen Schmerzen!

Verzeichnis der Abbildungen

13. M.C. Escher, Hol en bol. Lithographie, 1955. © SPA-
DEM, Paris 1982
14. J. Cocteau, Entgiftung. Zeichnung, 1929 (In: Opium,
Journal d'une désintoxication). © SPADEM, Paris 1982
15. Ch. Baudelaire, Selbstportrait im Haschischrausch gezeichnet
16. H. Michaux, Mascalinzeichnung. Privatsammlung
17. F. Goya, Die Monstren erwachen, sobald der Verstand in den Schlaf sinkt. Kupferstich
18. C.F. Hill, Schizophrene Zeichung. Malmö Museum
19. H. Linnqvist, Der Krankenhaussaal. Öl auf Leinwand, 1918. Nationalmuseum, Stockholm
20. J.G. Sandberg, Samuel Ödman im Bett. Öl auf Leinwand. Königliche Wissenschaftsakademie, Stockholm
21. a–c. Unbekannt. Schizophrene Zeichnungen. Spect-
rum, Pfizer 4:177
22. Ch. Meryon, Das Leichenschauhaus. Radierung
23. Ch. Meryon, Das Marineministerium. Radierung
24. E. Josephson, Im Wald bei Dalarö. Öl auf Leinwand,
1885. Privatsammlung
25. E. Josephson, Der Theaterregisseur. Öl auf Leinwand, 1893. Nationalmuseum, Stockholm
26. E. Munch, Der Schrei. Holzschnitt
27. V. van Gogh, Selbstportrait mit Kopfverband. Öl auf
Leinwand, 1889. Sammlung Leigh Block
28. V. van Gogh, Das Kornfeld. Öl auf Leinwand, 1890.
Rijksmuseum Vincent van Gogh, Amsterdam
29. Michelangelo zugeschrieben, Die Manchester-Madonna. The National Gallery, London
30. Santeul, Das Lied vom Buckel. Faksimile
31. H. de Toulouse-Lautrec, Selbstdarstellungen. Zeichnungen. Edita, Lausanne
32. D. Maclise, Paganini. Zeichnung, 1831. Mit Genehmigung von Bettmann arch, N.Y.C.

33. R. Strauss, Im Abendrot. Faksimile R. Strauss Sammlung, Garmisch
34. E. Delacroix, Jakobs Ringen mit dem Engel. Öl auf Leinwand. St.-Sulpice, Paris
35. P. Cézanne, Die großen Äpfel. Öl auf Leinwand, 1890. Privatsammlung
36. P. Cézanne, Pyramide aus Totenköpfen. Öl auf Leinwand, 1900
37. P. Picasso, Der Künstler und sein Modell. Radierung, 1927. © SPADEM, Paris 1982
38. P. Picasso, Der Künstler und sein Modell. Radierung, 1968. © SPADEM, Paris 1982
39. A. Renoir, Selbstportrait
40. R. Dufy, Blumen und Schriftproben aus der Zeit vor seiner Behandlung gegen Rheuma. Aquarell
41. R. Dufy, Blumen und Schriftproben aus der Zeit nach seiner Genesung. Aquarell. Mit Genehmigung von The New England Journal of Medicine
42. *a–c* A. Monet, Die japanische Brücke. Öl auf Leinwand. *a* 1900. The Art Institute of Chicago. *b* 1923. The Minneapolis Institute of Arts. *c* 1923. Musée Marmottan, Paris. © SPADEM, Paris 1982
43. El Greco, Das Begräbnis des Grafen von Orgaz. Öl auf Leinwand, 1586. Santo Tomé, Toledo
44. *a* E. Dickinson, Daguerrotypie. Amherst College, *b* A. Dürer, Selbstportrait
45. F. Goya, Allegorie auf die Annahme einer neuen Verfassung. Öl auf Leinwand, 1812. Nationalmuseum, Stockholm
46. F. Goya, Saturn. Öl auf Leinwand, 1820–23. Museo del Prado, Madrid
47. J.P. Lyser, Beethoven. Zeichnung, 1823
48. Laokoon, Griechenland, 1. Jh. v. Chr
49. P. Picasso, Guernica (Ausschnitt)

50. A. Böcklin, Zahnweh, Steinrelief, 1870. Kunsthalle
Basel
51. F. Picabia, Heftiger Schmerzanfall. Öl auf Leinwand,
1915 Sammlung Simone Collinet. © SPADEM, Paris
1982. © ADAGP, Paris und Cosmopress, Genf
52. H. Matisse, Die Angst wächst. Linoleumschnitt, 1940
53. A. Watteau, Die Medizinische Fakultät. Kupferstich
54. Unbekannt, Die Blasenstein-Operation. Kupferstich
55. F. Goya, Der Esel als Arzt. Kupferstich
56. F. Goya, Selbstportrait mit Dr. Arrieta. Öl auf Leinwand, 1820. Minneapolis Institute of Arts
57. A. Watteau, Die Liebeslektion. Öl auf Leinwand,
1716–17. Nationalmuseum, Stockholm
58. Ch. Brontë, Portrait der Anne Brontë. Zeichnung.
The Brontë Society
59. H. Löwenhjelm, Der Tod wartet. Holzschnitt, 1919
60. A. Beardsley, Der Tod des Pierrot. Zeichnung, 1897
61. A. Beardsley, Der Künstler – an den Priapus gefesselt, Zeichnung
62. A. Beardsley, Lysistrate bedeckt ihre Scham. Zeichnung, 1896.
63. I. Arosenius, St. Georg und der Drache. Aquarell,
1903. Privatsammlung
64. I. Arosenius, Der Künstler auf seinem Pegasus. Aquarell.
65. I. Arosenius, Der Betteljunge liefert die Goldgans ab.
Aquarell, 1908. Privatsammlung
66. I. Arosenius, Makabere Gesellschaft. Aquarell, 1908.
Privatsammlung
67. P. Klee, Die Sängerhalle. Lavierte Tuschzeichnung,
1930. Privatsammlung. 1982 © Cosmopress, Genf
69. P. Klee, Durchhalten! Zeichnung, 1940. Paul-Klee-
Stiftung, Bern. © Cosmopress, Genf
70. P. Klee, Foto

71. P. Klee, Der Kranke im Kahn. Zeichnung, 1940. Paul-
Klee-Stiftung, Bern. 1982. © Cosmopress, Genf
72. Hj. Gullberg, Tod in der Düne. Faksimile, 1959
73. J. Gris, Stilleben mit Geranie. Öl auf Leinwand, 1915.
Privatsammlung. © Cosmopress, Genf
74. J. Gris, Stilleben mit Pfeife. Öl auf Leinwand, 1926.
Privatsammlung. © Cosmopress, Genf

Literatur

1. Unbekannt, *Psyko-ikonografi.* Spectrum-Pfizer 4:177 (1960)
2. Aragon, *H. M. Roman.* Paris (1971)
3. Arnavon, J. *Le malade imaginaire de Molière.* Genf (1970)
4. Berefelt, G. *Notiser om psykopatologiskt bildskapande.* Forskning och praktik 7:73 (1972)
5. Berlioz, H. *The Memoirs of Hector Berlioz.* New York (1969)
6. Böök, F. *Esaias Tegnér.* Stockholm (1946)
7. Bordonove, G. *Molière génial et familier.* Paris (1967)
8. Bjurström, P. *Arosenius.* Nationalmusei utst.kat. 410:6 (1978)
9. Björck, S. *Sångaran och plågan.* Birger Sjöberg-sällskapet. S.34 (1966)
10. Blomberg, E. *Hölderlin,* Stockholm (0000)
11. Bäckström, E. *Syrener* (1885)
12. Cawthorne, F. *The influence of deafness on the creative instinct.* Laryngoscopa 70: S.1110 (1969)
13. Cristy N.P. et al. *Gustav Mahler and his illnesses.* Trans. Am. Clin. Climatol. Ass. 82:200 (1970)
14. Clark, K. *Civilization.* London (1969)
15. Conrad, J. *Letter to John Galsworthy.* (1908)
16. Copleston, F. *Friedrich Nietzsche, philosopher of culture.* New York 1975
17. De Quincey, T. *Confessions of an English opium-eater.* London (1921)

18. Dickinson, E. *The complete poems of Emily Dickinson.* London (1979)
19. Dinaux, A. *Watteau.* Paris (1834)
20. l'Echevin, P. *Musique et médicine.* Diss. Lille (1980)
21. Focillon, H. *Piranesi.* Paris (1928)
22. Franken, F.H. *Krankheit und Tod großer Komponisten.* Baden-Baden (1979)
23. Gastaut, H. *Drei Genies–drei epileptische Fallgeschichten.* Forschung konkret. (1984)
24. Glaesemer, J. *Paul Klee, Handzeichnungen III.* Bern (1979)
25. Heller, K. *Michel de Montaignes Einfluß auf die Ärztestücke Molières.* Diss. Jena (1908)
26. Henson R.A., Uruch, H. *Schuhmann's hand injury.* Br. Med. J. (1978)
27. Herrera, H. *Frida.* Harper & Row, New York (1983)
28. Hodge, G.P. *El Greco: on ending the myth of distorted vision.* Abbottempo in review. Chicago p.88 (1970)
29. Homburger, F., Bonner, D.D. *The treatment of Raoul Dufy's Arthritis.* N. Engl. J. Med. 301:669 (1979)
30. Jerphagnon, L. *Pascal et la Souffrance.* Les Editions Ouvrières, Paris (1956)
31. Kern, E. *Zur Kulturgeschichte des Schmerzerlebnisses.* Hefter Unfallheilkd 138:9 (1979)
32. Keller, K. *The only Kangaroo among the beauty. Emily Dickinson and America.* Baltimore (1979)
33. Kerner, D. *Krankheiten großer Musiker.* Stuttgart (1963)
34. Kierkegaard, S. *Enten – eller.* Kopenhagen (1843)
35. Kretschmer, E. *Geniale Menschen.* Berlin (1929)
36. Laing, J. H. *Tuberculous paintings.* Ciba Symposium 12:135 (1964)
37. Low, M. DuMont, *Self in triplicate: the doctor in the nineteenth-century British novel.* University of Washington (1973)

38. Lundström, L.-J. *De artificiella paradisen.* Hässle 2:5 (1964)

39. Lindström, L.-J. *Charles Meryon, peintre-graveur schizophrène.* Acta Psychiatr. Scand. 40:159 (1964)

40. Mahler, A. *Gustav Mahler: memoirs and letters.* New York (1946)

41. Malmberg, B. *Idealet och Livet.* Stockholm (0000)

42. Matisse, H. *Propos recueillis par Régine Pernoud.* Le Courrier de l'UNESCO S.6 (1953)

43. Mondrian, P. *Plastic and pure plastic art.* London (1937)

44. Morgenstern, C. *Galgenlieder.* Berlin (1905)

45. Niederland, W.G. *Psychoanalytic approaches to artistic creativity.* N.Y. Acad. Med. S.185 (1975)

46. Nordenfalk, C. *The Stockholm Watteaus.* Nationalmuseum Bulletin 3:105 (1979)

47. Nordström, F. *Goya, Saturn and Melancholy.* Stockholm (1962)

48. Ober, W.B. *Boswell's clap and other essays.* Carbondale, Ill. (1979)

49. O'connor, F. *The habit of being.* New York (1979)

50. Pearson, H. *Walter Scott.* London (1954)

51. Pickering, G.W. *Creative malady.* London (1974)

52. Ravin, J. et al. *Mark Rothko's paintings … suicide notes?* Ohio St. Med. J., p. 78 (1978)

53. Sayre, E.A. *Goya. A moment in time.* Nationalmuseum Bulletin 3:28 (1979)

54. Shopenhauer, A. *Parerga und Paralipomena 2.* Leipzig (1888)

55. Shaw, G.B. *Prefaces.* London (1934)

56. Sontag, S. *Illness as metaphor.* New York (1978)

57. Steegmuller, F. *The letters of Gustave Flaubert 1830–1857.* Cambridge, Mass. (1979)

58. Stenström, T. *Romantikern Eyvind Johnson.* Lund (1978)

59. Storr, A. *The dynamics of creation.* New York (1972)

60. Tegnér, E. *Tegnérs brev.* H. von Nils Palmborg, Malmö (1954) (Brief vom 6.Dezember 1818)

61. Topelius, Z. *Sången* (1843)

62. Trevor-Roper, P.D. *The influence of eye disease on pictorial art.* Proc. Royal Soc. Med. 52 (1959)

63. Trilling, L. *Introduction. The selected letters of John Keats.* New York (1951)

64. Updike, J. *The City.* The New Yorker (1982)

65. Walser, M. *The world of Franz Kafka.* Stern, J.P. (ed.) New York (1980)

66. Wand, M., Sewall, R.B. *"Eyes be blind, heart be still": a new perspective on Emily Dickinson's eye problem.* New England Q. 52:40 (1979)

67. Weingand, H. *The magic mountain. A study of Thomas Mann's ovel.* Chapel Hill (1964)

68. Weinberg, S. *The first three minutes.* London & New York (1977)

69. Weintraub, S. *Medicine and the biographer's art.* New York (1980)

70. Wilson, E. *Philoctetes: the wound and the bow.* Cambridge, Mass. (1929)

71. Wittgenstein, L. *Philosophische Untersuchungen.* Frankfurt am Main (1971)

72. Wordsworth, W., *Poem.* Übers. von Marie Gothein, Halle a.S. 1893

73. Yourcenar, M. *Le cerveau noir de Piranèse.* Rom (1962)

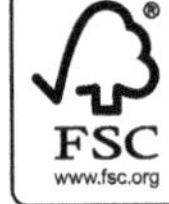

MIX
Papier aus verantwortungsvollen Quellen
Paper from responsible sources
FSC® C105338

If you have any concerns about our products,
you can contact us on
ProductSafety@springernature.com

In case Publisher is established outside the EU,
the EU authorized representative is:
Springer Nature Customer Service Center GmbH
Europaplatz 3, 69115 Heidelberg, Germany

Printed by Libri Plureos GmbH
in Hamburg, Germany